系统科学的盆底训练方法全书

盆底功能
12周康复方案

〔德〕弗朗西丝·利斯纳◎著　戴从言◎译　朱国苗　范　瑾◎审

北京科学技术出版社

重要提示：

本书不可替代医疗咨询。如果您想获得医学建议，请向有资质的医生咨询。因本书相关内容造成的直接或间接的不良影响，出版社和作者概不负责。

Original German title:

Franziska Liesner: Mein Beckenbodenbuch, 3rd edition.

© 2018 TRIAS Verlag in Georg Thieme Verlag KG, Rüdigerstraße 14, 70469 Stuttgart, Germany

1.-2. Auflage 2008, 2013 TRIAS Verlag in MVS Medizinverlage Stuttgart GmbH & Co. KG, Oswald-Hesse-Straße 50, 70469 Stuttgart

Simplified Chinese translation copyright © 2019 by Beijing Science and Technology Publishing Co.,Ltd.

著作权合同登记号　图字：01-2019-5820

图书在版编目（CIP）数据

盆底功能12周康复方案 /（德）弗朗西丝·利斯纳著；戴从言译 . —北京：北京科学技术出版社，2020.1（2024.5重印）

ISBN 978-7-5714-0511-3

Ⅰ.①盆… Ⅱ.①弗…②戴… Ⅲ.①女性 – 骨盆底 – 功能性疾病 – 康复训练 Ⅳ.① R711.509

中国版本图书馆 CIP 数据核字（2019）第215782号

策划编辑：胡　诗
营销编辑：蔡　瑞　胡筱伊
责任编辑：周　珊
责任校对：贾　荣
责任印制：张　良
出 版 人：曾庆宇
出版发行：北京科学技术出版社
社　　址：北京西城区西直门南大街16号
邮政编码：100035
电　　话：0086-10-66135495（总编室）
　　　　　0086-10-66113227（发行部）
电子信箱：bjkj@bjkjpress.com
网　　址：www.bkydw.cn
印　　刷：北京宝隆世纪印刷有限公司
开　　本：720 mm × 1000 mm　1/16
印　　张：8.75
字　　数：147千字
版　　次：2020年1月第1版
印　　次：2024年5月第9次印刷
ISBN 978-7-5714-0511-3 / R · 2674

定价：89.00元

序一

　　此时此刻，作为一名从事功能康复基础研究的男教师，由我来执笔这本盆底书的中文版序一定出乎很多人的意料，可这又在情理之中。6年以来，产后功能康复一直是我们团队的核心研究领域和重要的培训方向之一，我们目睹了太多的女性在被诊断为盆底功能障碍后无助而沮丧的神情。有的女性因为害怕，马上停止了一切的运动；有的女性甚至要接受手术，从而承受更大的恐惧；但实际上，她们都错过了最好的盆底康复时机。

　　盆底虽范围不大，但承载的功能却尤为复杂，一旦盆底功能发生障碍，就会对女性的日常生活造成各种各样的困扰：

　　①在短时间内要排便多次；②无法顺利排便；③因排便而感到疼痛；④漏尿或漏便；⑤有意或无意识地频繁排尿；⑥排尿疼痛；⑦下背部疼痛；⑧无论是否排便，骨盆区域、生殖器或直肠都持续疼痛；⑨性交时疼痛。

　　有多少人会考虑到，以上症状是由盆底功能障碍所引发的呢？

　　其实，很多女性都可以通过进行有效的观想训练、行为疗法来让盆底功能得到改善，甚至完全康复。遗憾的是，世界上有太多的女性没有得到真正科学的盆底训练指导。因此，当我们看到这本书时，感到无比欣喜并且备受鼓舞。这本书不仅可以帮助更多的中国女性摆脱这方面的困扰，还能够让更多的妇产科、康复科专业医师给予病人更加权威、详尽的健康指导。

　　如果说青春是每个人一生中最好的时光，那么盆底就是每位女性能够留住青春的最后防线。产后功能康复首要的康复方向就是呼吸、盆底以及核心训练。但如果一味地重视核心训练，却反而会给女性带来更大的盆底困扰，很多时候问题的关键就在于训练的顺序。

　　盆底范围虽在方寸之间，其功能稳健与否却能影响余生。愿这本书可以陪伴更多需要帮助的女性，使她们保持或重获健康。

李哲

广东医科大学功能康复及护理培训中心、人体科学工作室负责人

中国解剖学会科普工作委员会副主任委员

中国康复医学会产后康复专业委员会常务委员

序二

　　"盆底"能为女性提供核心支撑，健康的盆底对女性而言至关重要。随着生活水平的提高及人们对自身生活质量的重视，女性朋友保护盆底的意识逐渐增强。"盆底医学"在医学领域中已成为一门重要的亚专业。

　　盆底需要被呵护，盆底健康需要被关注。健康的盆底更多地依赖女性朋友的自我保护和有效锻炼。很多女性朋友已经有了保护盆底的意识，却苦于找不到有效的途径去深入了解、掌握自我保护的知识。

　　本书作者是德国著名的盆底康复专家。她基于自己多年的经验，撰写了这本针对广大女性朋友的盆底科普大全。本书介绍了盆底的基本解剖结构和相关的生理知识，并给出了一套科学系统、实用性强的盆底康复方案——图文结合，清晰明了，易于学习。

　　建议认真阅读本书，掌握书中介绍的锻炼方法并坚持锻炼，相信您一定会有很大的收获。

孙秀丽

北京大学人民医院妇科主任医师、博士生导师

世界中医药学会联合会盆底医学专业委员会副会长

中国整形美容协会女性生殖整复分会副会长兼秘书长

北京妇幼保健与优生优育协会会长

目　录

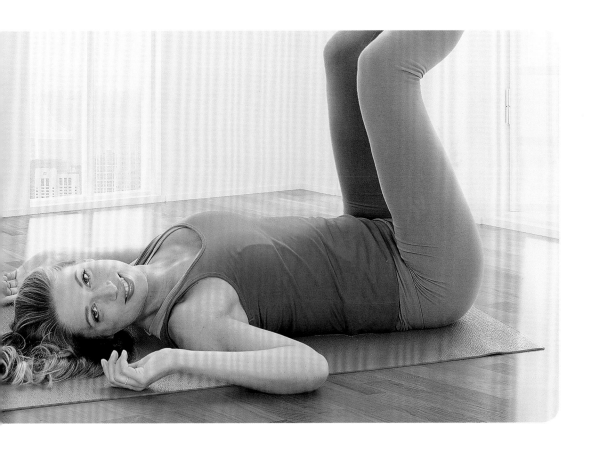

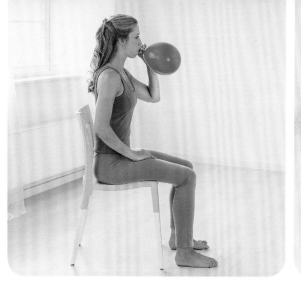

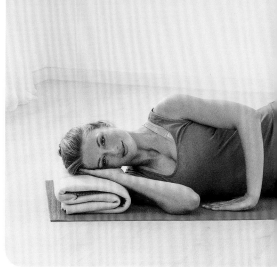

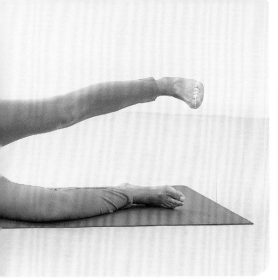
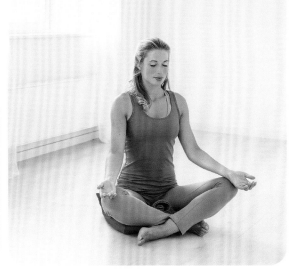

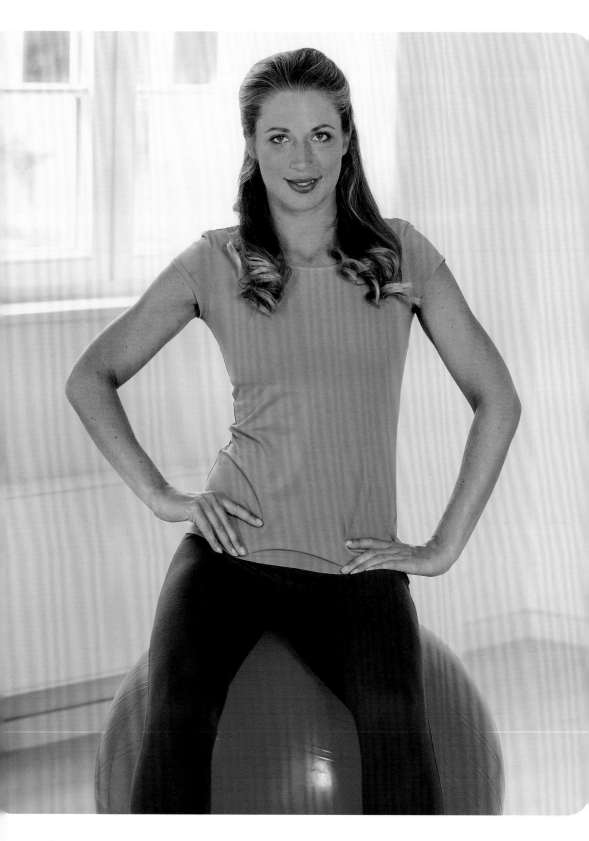

致读者信

亲爱的女性读者：

当你翻开这本书，并决定开始探索神奇的盆底时——这是多么令人欣慰的时刻！正是你们以及向我求助过的医务工作者们让我产生了向大众传播盆底健康知识的愿望，并激励我最终写成了这本书。近20年来，我在诊所里一直只为盆底有问题的病人治疗，而现在你作为我的读者可以直接从我的实践经验中获益。你知道尿失禁是最常见的妇科慢性疾病吗？可关于这个话题，人们却还是很少谈及。我有许多病人几乎从没跟她们的朋友甚至医生讲起过……

不过令人欣喜的是，我看到盆底这一主题在医生群体中越来越受到重视。原先以男性从业者为主的妇科医生这一职业也出现了更多女性面孔，这些女医生常常感到震惊，她们有时会亲身体会到盆底问题的影响，但哪怕是在接受妇科医生的职业培训时，盆底的话题也只是被一带而过。与此同时，当代的年轻母亲更加关注产后身体的康复——这是非常好的一件事。如今，女性尿失禁的治疗准则中也确定盆底训练为优于手术治疗的首选推荐。本书不提倡教条式的训练，旨在帮助大家接触盆底并唤醒它，从而让更多的女性在日常生活中充满活力和自信。每位女性都能够身体力行地改善自身的盆底功能。即便没有任何疼痛和问题，你也可以从本书获益：因为盆底状态受年龄增长的影响尤为突出，对此你完全可以运用本书提供的知识与训练指导进行预防。预祝你享受探秘盆底之旅的快乐！

弗朗西丝·利斯纳

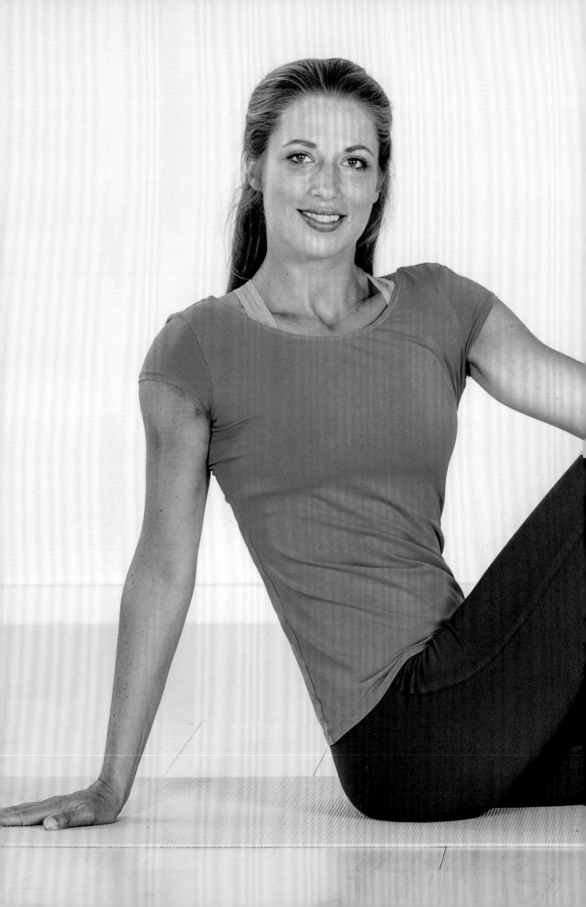

盆底的秘密

首先从探索你的盆底开始。请你学习正确地感知盆底，并且熟悉它的功能。请尽情享受认识盆底的发现旅程吧！

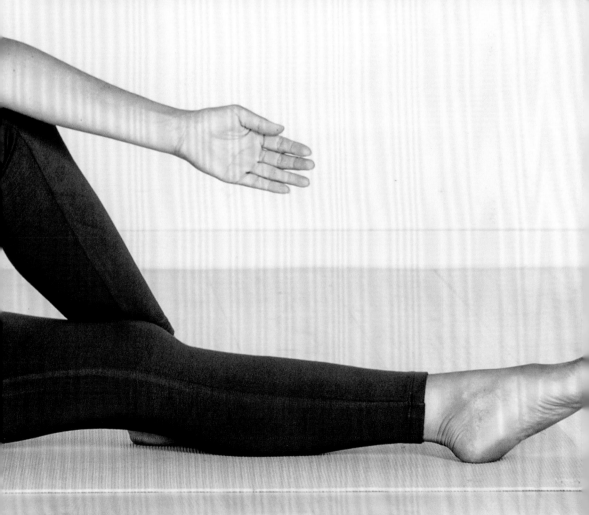

健康的盆底
——女性生活品质的保障

对于我们大多数人而言，盆底就好比是地球上尚未经过人类探索的"秘境"。要是盆底一切正常，生活就会过得不错；可一旦盆底突然"罢工"，我们就将陷入困境。

说起盆底，许多人知道它是很重要的，但所知道的往往也仅限于此了。

稳定的基础

只要一切都正常，就很少有人会去特别关注自己的盆底。直到问题出现时，多数女性才会发现，诸如"把下面夹紧"、"盆底电梯练习"此类友善的建议从未被重视和实践过。通常，女性会拼命锻炼自己的上臂肌肉，还会努力使自己的颈部肌肉紧致，以防出现双下巴；可对于真正提供承托力量的盆底肌，她们却视而不见，殊不知针对盆底这一隐秘的身体部位的系统训练会给自身带来许多好处。

* 器官能够得到支撑，在最理想的

情况下，你也会发现，整个人都能被承托起来。

* 基础稳固了，体态也可以变得更优美。

* 当联系密切的背部、腹部和盆底肌群再次正常协作时，背部的疼痛也就消失了。

* 盆底是身体力量的核心和精神能量的"供应站"。

* 性功能得到改善：盆底供血更充足；随着神经传导效率的提高，强健的肌肉可以接受更多刺激，敏感度也就提升了。

* 尿失禁或膀胱刺激征（如尿频、尿急等）减轻。

* 腹痛和便秘得以缓解，排气（也

就是俗话讲的"放屁")和排便恢复正常。

● 此外，通过做唤醒深层肌肉的练习和与之配套的形体练习（第74页），你还可以让其他重要的肌肉同时得到锻炼，从而塑造出紧致的身体线条。

肌肉是可以在整个生命周期内重新变得强健有力的——无论何时开始训练都可以！正如英语俗语所讲的那样："Use it or lose it!"——用进废退！

本书适用于处在每个生命阶段的女性。

● 为盆底做预防保健的年轻女性。

● 孕期女性，想在分娩前对盆底进行了解。

● 已育女性，想要在分娩（顺产或剖腹产）后恢复健康状态——这种情况下，盆底特别值得关注。

● 已育女性，盆底一直处于失控的状态，由此引发许多方面的问题（排尿、排气或排便问题，下腰部疼痛，下腹部有压迫感、垂坠感，腹股沟区的不适感，核心稳定性不足，性体验敏感度减弱）。这些异常可能会在刚分娩完就出现，也可能在产后几个月甚至好几年才出现。

● 未育女性受到盆底问题的困扰：例如慢性咳嗽造成的盆底痉挛综合征或盆底肌无力、不孕、盆底结缔组织薄弱。

● 性生活方面遇到问题（如阴道过紧或过松，性交疼痛，敏感度差，性欲低下）的女性。

● 遭受盆底疼痛之苦的女性。这一区域的疼痛表现多样，包括慢性下腹部疼痛、阴道内的刺痛等。

有针对性的盆底训练

本书的特别之处在于，你可以通过自我测试中提供的测试表来评估自己的盆底肌系统。根据测试结果，你可以为自己量身定制有针对性的训练方案：如果测试结果显示你的盆底功能确有不足，你便可以从练习中选择相应的组合、制订一个"12周训练计划"；在12周之后（特别勤奋和迫不及待的读者可以在8周后）再次进行测试，看看盆底功能有了怎样的改善。为了获得全新的生活体验，我们需要采取以下3个步骤。

步骤1：了解盆底

● 认识盆底：器官、骨骼和肌肉（第14页）。

● 盆底的功能（第22页）。

● 理解控制力（第24页）。

● 完成自我测试（第30页）。

步骤2："12周训练计划"

● 感知训练（第44页）。

● 慢缩肌纤维强化训练（第54页）。

● 快缩肌纤维强化训练（第70页）。

● 形体训练（第74页）及盆底拉伸训练（第88页）。

步骤3：日常生活中的盆底训练

- 减负和放松（第98页）。

- 科学的营养方案（第100页），正确的如厕动作（第100页）。

- 盆底和运动（第106页）。

- 盆底与性（第110页）。

- 盆底呵护（第113页）。

- 生命各阶段的盆底（第118页）。

- 常见问题汇总（第128页）。

女性中每5人就有1人出现尿失禁的问题

据国际妇女健康联盟（WHC）的一项调查表明，不管是否已经生育，25岁以上的女性中每5个人就有1个人受尿失禁的困扰。其中，只有半数向自己的医生询问过这个问题！尚未生育的女性也并未免受盆底问题的困扰：从一项纳入149名美国修女（平均年龄68岁）的调查中发现，50%患有尿失禁。

训练原则及方案制订

本书所述的盆底练习分别针对不同类型的肌纤维，被标记为3种颜色，我将在训练的过程中讨论到。训练的原则非常简单：

- 如果不想做测试，可以直接开始做练习。请你先找出1组蓝色的、1组橙色的和1组绿色的练习，并不断训练，直到熟练，再更换新的3组练习进行训练。每2天1次的训练就由至少3种练习（10~30分钟）构成。此外，我们每天都需要针对深层肌肉进行常规的"控制之手"练习的训练（第77页）。

在此基础上，你还应该每周做（至少）3次形体训练（第74页）中的其他练习，以强化和修复包括深层肌肉在内的盆底肌。

- 已完成测试的读者，可以根据自己的情况选择合适的练习并设计出有针对性的训练方案。我们可以确信的是：阅读完这本书，并开始关注"盆底"这一长期被忽视的身体部位，我们便已经迈出了让盆底恢复活力的重要一步！

如果你没找到展开"12周训练计划"的契机，或是你只想利用碎片化的时间不定期地锻炼一下盆底，建议你直接挑选一些练习来做——最好是每种颜色选1种练习进行训练。

注意：这本书不能也不应该替代康复师的盆底治疗方案。相反，当你发现自己一个人无法进行有效的康复训练，需要接受专业的帮助时，你可以求助于专业的康复诊所。许多来我的诊所就医的病人都曾因为不敢向医生述说自己盆底所带来的困扰，或因为遇到不够专业的康复师而浪费了大量的时间。训练有素的康复师会帮你进行阴道检查和（或）肛肠专科检查，再根据检查结果进行专门的治疗。如果你能更准确地了解问题的根源所在，就可以更好地利用书中的练习进行康复训练，从而事半功倍。

有效改善盆底功能的12周康复方案

12周后我们便能收获康复训练的成果，为此，你只需准备：

- 毯子或练习垫。
- 板凳或硬座的椅子。
- 毛巾。
- 如果可能的话，准备健身球。健身球的价格也越来越划算，打折后经常低于40元（约5欧元）（可以放置在阳台或者浴室、浴缸）。

- 舒适、柔软的裤子。
- 如果可能的话，准备气球。

最重要的是：务必每天抽出5~25分钟的时间！成功始于足下：坚持延续性的训练、改掉日常生活中对盆底健康不利的习惯（第100页）至关重要。

你可以参照下面两个表格来制订训练计划："每周训练方案示例1"是每天训练20~25分钟；"每周训练方案示例2"是周日休息1天，因为在这一天，我们只做"控制之手"练习，可以快速地在空闲时坐着或站着完成训练……我从康复师的角度列出了规范地完成练习所需的时间，具体练习所耗时长可根据个人情况自行调节。

每周训练方案示例1

练习＼时间	星期一	星期二	星期三	星期四	星期五	星期六	星期日
△	5分钟	5分钟	5分钟	5分钟	5分钟	5分钟	5分钟
○	20分钟	×	20分钟	×	20分钟	×	20分钟
□	×	15分钟	×	15分钟	×	15分钟	×
总用时	25分钟	20分钟	25分钟	20分钟	25分钟	20分钟	25分钟

每周训练方案示例2

练习＼时间	星期一	星期二	星期三	星期四	星期五	星期六	星期日
△	5分钟	5分钟	5分钟	5分钟	5分钟	5分钟	5分钟
○	×	20分钟	×	20分钟	×	20分钟	×
□	15分钟	×	15分钟	×	15分钟	×	×
总用时	20分钟	25分钟	20分钟	25分钟	20分钟	25分钟	休息日：5分钟

注：△代表形体训练中的"控制之手"练习（第77页~第78页）；
　　○代表感知训练、慢缩肌纤维强化训练以及快缩肌纤维强化训练中的练习（第44页~第73页）；
　　□代表形体训练中除"控制之手"外的其他练习以及盆底拉伸训练中的练习（第76页、第79页~第95页）

认识你的盆底

为了能够正确地进行训练，你应该知道，你的盆底到底在身体的哪个位置，它的结构是怎样的。此外，你还需要对"肌层"有所认知。

针对这本供家庭使用的实践操作书，我必须简短地说明一下器官、骨骼和肌肉的位置关系。请你花点时间了解和熟悉自己身体的这些部位，因为对身体的正确认识是进行有效练习的重要前提。如果你对这部分感兴趣，想要继续获取更多的信息，可以购买或借阅一些好的解剖类图书。推荐书单可以参考附录（第137页）。

器官

在非专业人士看来，骨盆里面可以被感受到的无非就是充盈的膀胱和蠕动的大肠。如果你触摸到耻骨的上边缘，趁肌肉放松时，往腹壁深处按压，那里便是膀胱。不正常的情况下，这么一按可能就会激发排尿。膀胱顶部是子宫，膀胱不断充满的过程中，子宫就会向上移动。

膀胱和尿道在腹腔中被不同的韧带固定。当你将双手放在腰上，用指尖向深处移动时，你会摸到右边大肠向上延伸部分和左边大肠向下延伸部分。你可能会感觉到它们像自行车内胎一般上下蠕动。

建议：便秘的时候按摩肠道会有神奇的效果。将双手指尖放置在向上延伸的大肠起点，即肠道右侧的下方，呼气时手指用力向深处按压，同时微微将肠道向上（朝头侧）移动；吸气时，将手松开。再一次呼气时，向上多移动一点，慢慢返回深处。接着横向朝肋弓下方继续向左侧移动，由上往下按摩。

便秘或胀气时，用手做上述肠道按摩，配合10次呼吸即可。

骨骼

骨盆将躯干和腿连接起来，形状像一个盆一样。骨盆主要由两块髋骨构成，髋骨由位于后侧的髂骨、下方的坐骨以及前侧的耻骨融合而成。两侧耻骨则通过软骨连接起来，即构成耻骨联合。这一骨性结构又称作骨盆环，承载着我们的内部器官并负荷着整个身体向下的压力。这就不难理解，为何骨盆需要更有力量的肌肉才能更好地完成承载工作了。

认识你的骨骼结构

现在来感受一下这些骨骼吧。坐着或躺着都可以，最好只穿一条短裤。

侧边与后侧的边界　当你双手沿着腰侧从两边向下滑动，双手就碰到了髂嵴。在骨盆的左右两侧各有一个大的髂骨，在髂骨后面的皮下脂肪组织下，你可以或多或少地感受到臀部肌肉。然后，将手放在一侧的臀部上，保持平放。同时，另一只手的中指沿着脊柱向下触摸。你所感受到的凸起就是棘突。

当你用手继续下移，就可以摸到骶骨。宽大的骶骨构成了脊柱的止点。

此处又与两侧的髂骨完美地接合在一起——像大象的头的形状（长着两只大耳朵）。

骶骨和髂骨仅通过韧带和肌肉连接在一起。这一区域容易出现疼痛、疲劳和关节活动受限的问题。引发的原因可能是肌肉无力，肌肉紧张或失衡，以及性激素（荷尔蒙）变化（如怀孕或来月经）导致的松弛。有时候对着镜子，你还可以看到后面梨涡状凹陷的关节。

当你的手指再下移至臀部的褶皱处，就会触碰到尾骨。你尽管鼓足勇气，去深入触摸。要是之前不小心摔到过尾骨，我们会很清楚地知道伤在哪里，因为这里的伤痛会留下后遗症，经常隔几年后还会发痛。许多女性也会有尾骨疼痛或受压的问题。如果你刚好遇到这种情况，应该让骨科医生或者骨盆康复师帮你检查一下尾骨。有时生育后也会出现尾骨移位的问题，引发一系列不适。相应地，和缓的尾骨康复疗法一般效果极佳，并可以达到治疗目的。

前侧的边界　现在将你的双手往前放在髂嵴上，它们是骨盆前端的突起。双手指尖指向肚脐。然后将双手慢慢地移动，在下腹中间触碰到一起，稍稍向下滑动，找到耻骨，即骨盆下前端的边界。耻骨一般位于开始出现阴毛的地方，呈三角形结构。耻骨的上缘是腹直肌的起点，下缘内部则是盆底肌的起点。

后侧的边界　接下来，让我们开始感受骨盆下端的骨骼，即两个坐骨结节。为了感受到坐骨结节，你必须站起来，稍微下蹲，再用双手有力地握住两侧臀部下方，大胆用力地抓紧，你在每一侧都将会感受到一处像小雪橇板一样的骨骼结构。然后，请一侧臀部坐在椅子上，另一侧倚靠着椅子的边缘。你的手可以沿着坐骨结节，微微向后、向前和向内去触摸。这样你就已经直接触碰到盆底的肌肉了。

肌肉

马上你就可以更好地理解"地球上的秘境"了，因为你会发现我们骨盆结构之间原来是有横向和纵向肌肉做支撑的，括约肌就位于这一区域，骨盆深处还有承托脏器的盆底肌（第17页）。

从外开始认识肌肉

你可以通过身体的触摸和感受了解盆底的结构。你将清楚地认识到，盆底跟屁股的位置完全就是两回事——牢记这点在训练时很重要。

盆底的横向支撑

当你沿着坐骨结节的内侧触摸——请你不要害怕！——你会感受到牢固的非骨性结构，这是盆底的中间层——横向运动的一层，它还将两个坐骨联结在一起。新的研究发现，这一层的韧带组织比我们已知的还要多。现在请你在椅子上坐实，双手放在臀部下面的坐骨处。如果手臂够长的话，最好伸到内侧去。用双手轻轻地往两侧拉开。此刻你所发现的就是横向的肌肉。请再试着让坐骨向内轻轻地缩回。这是种什么感觉呢？请你反复尝试，最好能够做到手不用像第一次那样拉就可以体会到为止。

建议：如果手的触觉比较敏感，那么请你继续保持单侧臀部悬空着坐在椅子上，只去触摸另一侧的肌肉。

自此，你已经了解了盆底的横向支撑。现在请你仔细观察第17页左栏绘图（前视图和俯视图），然后试着将坐骨前面的横向肌肉向内收缩。两个坐骨和耻骨的连线构成了一个三角形，请你用手将形状画出，盯着中心点看，再有意将这个中心点抬高。最后再练习你盆底的中间肌层（第17页右栏上方绘图）。

这些认识在入门阶段已经足够了。今天你的第一次学习也可以到此为止了——哪怕学弹入门级的钢琴曲也不能一蹴而就。

正如钢琴师要反复练习很久才能掌握一个高阶曲目一样，感受盆底也需要经常实践，才能形成习惯性动作。你今天的第一个"练习曲目"就是与耻骨和两个坐骨所构成的三角形建立联系，并将其向上抬高——这可以说是大师级曲目了！

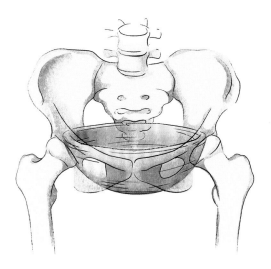

⬢ 前视图：骨盆的骨性结构

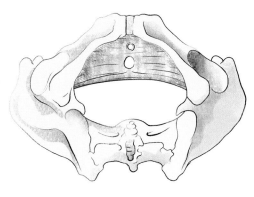

⬢ 仰视图：中间肌层

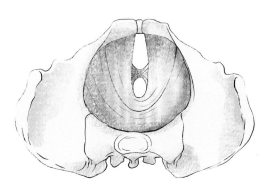

⬢ 俯视图：骨盆的骨性结构

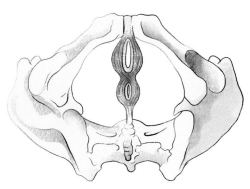

⬢ 仰视图：纵向的括约肌

外纵支撑：括约肌

我们盆底的结构由基因决定。盆底内部分布着最深层的纵向运动的盆底肌，即直接承载脏器的（盆底）肌肉；以及再往下一层，即中间肌层，便是我们刚刚所认识的横向肌群；在最外层，即最贴近表皮处，还有一层纵向运动的肌肉——括约肌（第17页右栏下方绘图）。

为了第一次大致感受一下纵向肌群，请你站立着，用一只手去找后侧尾骨的骨尖，再用另一只手触摸前侧的耻骨。然后，再次非常轻柔地将两个点向反方向拉开，使其距离变大。这样一来，位于两点之间的肌肉就变得很明确了，它们呈吊床状延伸。此时，请你试着收缩肌肉对抗这一拉力，让两个点再次靠近。

认识了盆底的外纵支撑后，请你尝试更加细化的收缩：将双手之间的中点，也就是会阴轻轻向上提拉，直到你的手指也感受到轻微的拉力为止。另外，这个肌群还分为前、后两部分。

注意：臀部只能是"旁观者"！请留意你的臀部肌肉：确保它们没有参与动作！

当你要继续细分肌肉，请你想象：

- 小阴唇处于闭合状态。
- 阴道四周闭合—紧闭。
- 尿道四周闭合—紧闭。
- 肛门四周闭合—紧闭。

这样便认识了盆底的括约肌。你不一定要去感受，在脑海中想象即可！

内纵支撑：扇形肌

最后还有深层肌肉要探索，它们承托着脏器，纵向运动，可以像扇子一样自由开合。

扇形肌所具有的松紧带功能可以通过以下方法感知：站立时，用中指去找你的尾骨。想象自己那里固定着一条厚实而美丽的毛茸茸的（松鼠）尾巴，这条尾巴在你的脑海里慢慢向上抬起，仿佛要去触碰自己的肩胛骨。

这是最难完成的部分。请将画面保留在你的想象之中。经过几次练习后，你可以尝试让想象的尾巴往上翘。你会同时感受到尾骨的移动和盆底的延展。当"松鼠尾巴"再次落下的时候，试着让它慢慢地穿过两腿，直到"尾巴"末梢扫到肚脐为止。

以上为感知盆底内纵支撑的小练习。如果不能一次成功做到，请不要感到惊讶，你可以稍后再试。肌肉需要一些时间、重复性的练习和一定的训练强度以熟悉和适应新的运动模式。

建议：盆底健康的情况下，所想象的尾巴都是非常放松地下垂的，也并不会被夹在两腿之间。那么，"尾巴"到底在哪里呢？请你在日常生活中多加留意。

另一个画面是：你面前站着一条狗，

这条狗突然发现它对面的人对它有敌意。你会看到，这条狗的尾巴会慢慢地很不信任地翘起来。你也让你的"尾巴"缓慢地翘起来吧，然后再慢慢地把它拉进两腿之间。切记再也不要将"尾巴"松开。

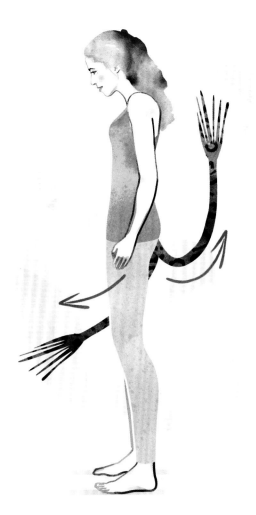

⬆ 请翘起你的"尾巴"，再让它穿过两腿之间

从内部认识肌肉

接下来的一小时内，你最好不要受到打扰。确保自己是一个人，已把房门关好。现在请你把裤子和内裤脱下来，让自己在地上、被褥上、床上或沙发上舒适放松地平躺着。在背下面垫上2~3个枕头，确保自己的双手可以空出来。你可以从外侧用枕头支撑微微弯曲的双腿。为了更好地观察自己的盆底，你还需要一面手持镜和良好的照明条件。如果阴道偏干，你还需要准备一些润滑乳或啫喱，以便更好地触摸。

从外往内，我们会依次看到大阴唇、小阴唇以及非常靠前的像个兜帽一样的阴蒂。如果视力好，你还可以在朝向阴道的方向上看到一个非常小的开口，这就是尿道口。它的下方就是阴道口。再往下就是会阴和后面的肛门。你也许是第一次看到这个区域的伤疤，第一次看到生育带给你的影响。若你已生育，阴道会明显不同，这完全正常，无须多想。有时我们在阴道口会看到较多的组织，可能是前阴道壁或后阴道壁膨出造成的。这种现象也很常见，不必担心，如果它们引发了压迫感，你就需要着手对盆底做些改善了……

要知道没有哪两个盆底是一模一样的，每个盆底都像自己的个人签名一样独一无二。但相同的是，每个盆底都最好得到悉心呵护，它为我们承载得太多了。

观察

留心观察一下你的隐私部位——盆底在下列情况下会发生什么变化：

- 收缩肌肉。
- 咳嗽。
- 受到按压。

试着多换几种方式：更进一步向前、向后拉伸。或将会阴向上提拉；或试着利用肌肉将阴道口缩小以及让盆底"眨个眼"。

把一根手指放在会阴处，轻轻地向内提拉会阴。你的手指是否有压迫感？

会阴会不会从手指移动开一点？请尽管多试几次！

请你也感受一下会阴的组织，这里是三层肌肉汇集的地方。用大拇指和食指轻捏会阴（大拇指会进入阴道一点点），然后小心地来回移动。感受一下会阴是如何在肌肉收缩和放松的情况下移动的。或许你摸到了之前分娩的旧伤疤？此类瘢痕有时候几十年后还可以触摸得到。

当你的大拇指再进入一点，你就会摸到阴道后壁。现在换一根手指进入阴道。手指内侧去触摸阴道前壁。在那里可能摸到一个突起：这是一个海绵组织，

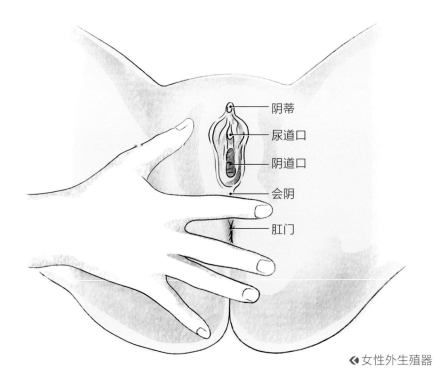

阴蒂

尿道口

阴道口

会阴

肛门

◀ 女性外生殖器

带有所谓的 G 点区域（第114页），与美好的性体验密切相关。做好手部清洁，指尖继续向内，还可能触摸到宫颈口。

言归正传，继续讲肌肉：将手指保持在阴道内，当你收缩肌肉时，手指感觉如何？接着，将你的整只手慢慢地在盆底外部展开，大约覆盖整个盆底，试着做几次平静的呼吸将气送到手上。此时你的盆底做何反应？能否感受到呼吸运动？最后你再用指尖从前往后分别轻柔地抚过左右两侧的盆底表面，从一侧到另一侧。这样可以测出你的敏感度。

两侧的感觉是否一样？是否有生育经历可能会造成明显的区别。

不一样的角度　我从长期的经验中得出一个结论：脑子里有清晰的画面对练习极有好处。只有通过对你自己私处的直接观察和认识，你才能够真正地去强化它。有些年长的病人有时会找借口，"我这把年纪了，不需要再仔细观察了！"——实际上，这自然是必要的！这就好比在哑铃训练的时候，我们也会仔仔细细地在镜子里观察自己的肱二头肌。

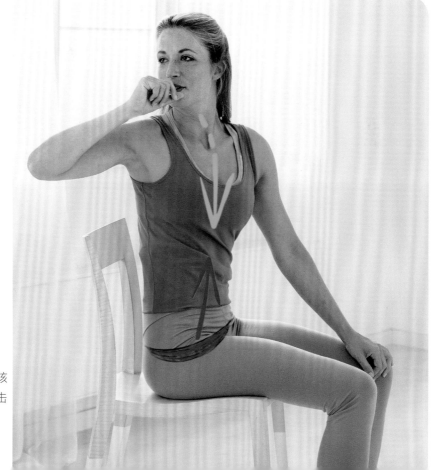

❯ 盆底缓冲咳嗽引发的冲击

快缩肌纤维和慢缩肌纤维

并不是所有肌纤维的工作速度都一样快捷。将盆底肌的两种肌纤维类型——快缩肌纤维（fast-twitch fibers）和慢缩肌纤维（slow-twitch fibers）进行区分很重要。盆底肌中20%~30%为快缩肌纤维，其余为慢缩肌纤维。这一比例应在我们的训练计划中有所体现，即整体上增加耐力（针对慢缩肌纤维）训练：耐力训练以及使用中等力量锻炼慢缩肌纤维是最为必要的。在此之前，我们还需要采取一些措施让肌肉恢复良好的基础收缩功能。

盆底的功能

盆底肌在我们身体的肌肉里非常特别，因为它必须发挥承受负重的作用。盆底肌所必需的灵活性也得益于其特殊的"吊网"状结构：它的大部分肌肉的起点不是骨骼，而是筋膜——包裹着骨骼、肌肉和关节的结缔组织。凭借强健的筋膜，盆底才拥有了更大的弹性，比如能让婴儿的头部通过，但也因此更容易受伤。

承托 盆底肌的作用好比安全带，能确保将腹腔脏器固定在原本的位置上，也因此具有控制力，即能够控制尿液、粪便和气体的能力。通过与周围肌肉的协作，盆底能够使骨盆在站立和行走时保持稳定。怀孕期间，盆底还承托着胎儿。

闭合 咳嗽、打喷嚏或大笑时，腹压上升，盆底肌会缓冲和吸收压力。膀胱或肠管充盈时，肌肉就会产生应激反应，尿道括约肌和肛门括约肌会紧紧地闭合。

收缩 受到性刺激时，盆底会让阴茎或手指进入，阴道口可以自如地缩紧（活跃柔软的肌肉会使阴茎更加兴奋）。而性高潮的发生则是不自主的。

让出 在恰当的时候，盆底会自然打开进行排尿或排便。分娩时，盆底还会奇迹般扩展延伸。

盆底和筋膜

各个脏器不是简单地在一个真空室中堆叠着，而是被包括肌肉在内的许多其他结构共同固定的。你可以把这些都想象成蹦床时为确保人们安全而束的弹力绳。同样，子宫也是这样被固定的，只是这里的"绳子"由牢固而富有弹性的韧带构成，韧带则比较容易受损。比如说许多怀孕的女性都知道是子宫韧带将子宫前侧固定在耻骨上的，一旦子宫变大，韧带所受到的拉力就会加剧，从而导致疼痛。我们下腹中的所有器官都按照这种方式在不同的方向上被拉住，像膀胱就有多方位保持其位置的韧带。此外，还有其他的结缔组织结构使内脏各在其位。例如，尿道后面有支撑的脂肪层（所以女性朋友们，不要过度减肥，否则一旦脂肪层过薄，膀胱就难免要"晃来晃去"的了）。

还有最近广为讨论的筋膜。筋膜是像网兜一样的结缔组织，包裹着我们的肌肉、器官、血管、神经、软骨和骨骼。筋膜遍布全身，内有极其丰富的感受器，能够将痛感反馈给大脑。这是近几年最新的研究发现——此前，人们认为痛感仅与肌肉密切相关。

骨盆里的筋膜在脏器中被撑开，像一张张小小的支撑网络。因此，尿道有自己的网络（尿道筋膜），膀胱和子宫等也都有。

盆底区域广泛地分布着筋膜组织，一方面赋予了盆底更多的稳定性，另一方面却也使它的弹性降低。盆底的筋膜一般会出现什么问题？一种情况是结缔组织不够强健，当受到的压力负荷过大，如咳嗽时，筋膜就会损伤。另一种情况是筋膜撕裂，一般极可能出现在创伤性分娩后。（此外，至少人们已经知道，人体其他部位的筋膜出现打结和粘连的问题会导致人们行动受限或身体疼痛。）因为筋膜内含丰富的不同类型的感受器，这些感受器能将不同的感觉信息（如痛感和僵硬感）传导下去。因此，理疗师

和骨科医生会用手法对筋膜结构进行改善治疗，使其平顺，帮助人体恢复正常的运动能力。

你自己也可以进行筋膜治疗，只需坐在网球上——身体无法耐受疼痛的人可以选择其他柔软一点的球，并小心地在上面移动。除此以外，其他专门针对盆底筋膜的物理治疗方法尚不明确。如果将如今人们所获得的针对人体其他部位筋膜的训练方法（比如弹振训练、弹跳训练等）直接应用到盆底康复领域，往往也是有问题的，因为对于有脱垂和尿失禁问题的人群来说，这些方法都难以执行。我们期待未来几年，研究筋膜的科研人员能给我们带来惊喜。

即便现状如此，我还是想向你推荐一个你可以充分感知膀胱筋膜的练习。

首先请你在脑海中将膀胱筋膜想象成一块轻薄的布，把膀胱想象成气球，将气球放在布上。用一双隐形的手缓缓地晃动布，膀胱也会随着布像羽毛般轻盈地运动起来。起初，你只需要想象出这一个运动。然后，试着通过脑海里的画面激发身体发生运动。画面一定要是三维的……请你变换方式，将运动幅度变大、变小，运动频率变快、变慢。

这个办法对所有膀胱有轻微至稍严重脱垂问题的女性都很有帮助。这些问题在女性群体中并不少见。

理解控制力

前面的腹肌、两侧的腰肌、后面的背肌以及下面的盆底肌相互配合、紧密协作。其中的任何一部分功能出现缺陷，都会使整个体系无法正常运行。

一些疾病（如肺部疾病造成的横膈膜病变），或不当的脊柱姿态（如驼背）会致使腹部肌肉无法正常发挥其功能，进而使盆底长期遭受过度负荷。这也说明了为什么我们咳嗽的时候要保持背部挺直：因为这样的话，盆底肌在承受咳嗽所带来的冲击力时，可以得到腹肌和背肌的协助。同样的道理也可以适用于其他活动：从椅子上站起来，慢跑等。

我们需要整体功能正常的肌肉系统来实现控制力，即有意识地控制排尿、排气和排便的能力。此外，神经系统和泌尿系统也必须具备正常的功能。

相互协作的肌肉

躯干上面的横膈膜、下面的盆底肌、两侧的腰肌后面的背肌和前面腹肌形成了的腹腔。把这个腔想象成一个你吹出来的气球，放气后，这个气球慢慢地缩回。吹气（吸气）时整个腹腔（气球）变大，腹压升高呼气时腹腔（气球）再次缩小，腹压降低。

上面：横膈膜

横膈膜是人体主要的吸气肌，具有辅助调节腹压的作用。这一拱形结构一天24小时都随呼吸而一上一下地运动着——吸气时向下，呼气时回复到上面。深呼吸时甚至可以产生高达6 cm的运动幅度！这就是所谓的"横膈膜动力学"。横膈膜的动力会继续向下影响到盆底。如果盆底肌弹性良好，就可以有效协同呼吸运动。基于这一原因，做一些配合呼吸的盆底练习很有意义。当人们需要抬起重物（或抱起宝宝）时，盆底会通过呼气来获得横膈膜的辅助支撑。

呼气时：

- 横膈膜向上运动。
- 腹部脏器随着横膈膜向上运动。
- 盆底感受到持续的放松。
- 盆底收缩可以支持呼气的过程，它的收缩伴随呼气运动自然进行。

吸气时：

- 横膈膜向下运动，胸腔扩张、空间变大，同时吸入更多空气。
- 腹部脏器下沉。
- 压力继续传导至盆底。

下面：盆底肌

盆底肌在腹压上升的时候，如人体负重、咳嗽或者腹部受到按压时，必须能够应激性收缩，并将开口闭合。尿道和直肠周围各有两种直接自皮下起始的括约肌：一种是内部肌肉，无法受我们的意识控制；另一种是外部肌肉，可以受意识支配。

两侧和前面：腹肌和背肌

不同的腹部和背部肌肉构成了一个栅格状的张力系统，它能确保脏器不发生移位，并在诸如负重和咳嗽等情况造成腹压升高时，协同盆底肌拦截压力。当张力系统的某部分功能薄弱时，整个躯体稳定性就面临着受力不平衡的挑战，进而会引发诸如背痛等各种不适。这里

有一块非常重要的肌肉：它属于腹部肌肉的一种，名为腹横肌，这块肌肉在深层像束腰衣一样围绕着躯干下部。它与深层背肌一起稳定我们的身体，并使我们的身体能够挺直。我们需要它来帮我们维持躯干稳定，使我们的四肢能够不受约束地运动。当一个健康的人抬起手臂，腹横肌会在手臂肌肉发起动作之前，就自发地开始收缩。如果肩膀疼痛，腹横肌的收缩就会延迟和减弱。因此，物理治疗师在处理剧烈的肩痛时，会调整治疗顺序：先进行躯干的深层肌肉重建，之后才治疗手臂肌肉。如今人们已经认识到，腹横肌和前面所提到的盆底肌在功能上是相互关联的。我们在康复治疗中观察到的一个病例令人印象深刻：一位疑似失禁的女病人发觉，一旦她的深层肌肉恢复正常，并且更加强健了，她的失禁症状就已经得到了极大的改善！由此可知，这一肌群对盆底具有两重好处：深层腹横肌的锻炼会自动强化盆底肌；此外，拥有强健的深层肌肉还能保护盆底肌。

神经系统

控制力的发挥除了要有良好的肌肉与肌肉之间的相互配合作为基础外，还需要功能正常的神经系统和泌尿系统相互配合协作。那么，膀胱是怎么工作的

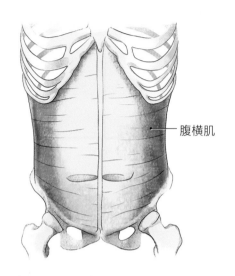

腹横肌

△ 腹部深层肌肉（腹横肌）

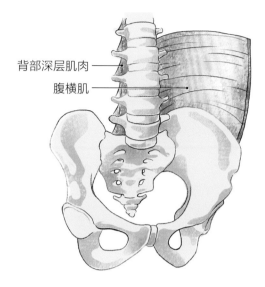

背部深层肌肉

腹横肌

△ 背部深层肌肉和腹横肌

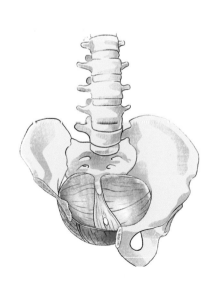

△ 盆底肌

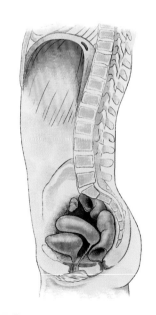

△ 横膈膜

呢？首先，膀胱内壁的牵张感受器会发现膀胱是充盈的，接着，它们将信息传导给脊髓神经中枢，脊髓神经中枢再继续向大脑反馈："膀胱满了！"大脑记录"尿急了！"，随即发指令："膀胱，请你再舒张一点！"以及"括约肌，请你闭紧！"只有超过一定的充盈量（大于150 ml 第一次发出信号）时，大脑才会做出回应。我们对此做出的反应是"尿急！我必须尽快上厕所！"。随着膀胱继续蓄积尿液，在容量达到300至500 ml（膀胱容量因人而异）时，人体会再次发出信号："强烈的尿急！赶紧去！"在到达厕所后，大脑才发出排尿的指令。大脑将这一指令通过神经传导发出："膀胱，请收缩！"以及"括约肌，请放松！"

泌尿系统

泌尿系统由上尿路（肾、输尿管）和下尿路组成。我们这里只观察与盆底密切相关的下尿路，它包括了膀胱、尿路以及控制闭合的血管结缔组织以及肌肉。膀胱具有两个功能：储存和排空。膀胱充盈时，内部的压力就会上升，产生尿意。尿路的压力也同时上升。为了控制住尿液、阻止其流出，尿路所承受的压力比膀胱更大。需要知道的是，膀胱是可以自我训练的。膀胱充盈的同时，也是对膀胱肌肉和括约肌的锻炼。如果

膀胱没有足够充盈，例如因年老而渴感减弱、饮水量少，会使肌肉无法维持原形！人们也把膀胱称为肌性囊状器官。

膀胱必须得到锻炼

遗憾的是，每个盆底有问题的人首先会做的就是减少饮水量。这可以理解，毕竟人们会想："如果我的膀胱所存储的尿量少了，我就不需要那么频繁地去上厕所了。"多数情况下，人们如果想要出远门，或在去运动或去剧院前，又或想要晚上不起夜，就会减少自己的饮水量。另外，年纪增长后，喝水的欲望本身就不断下降了，年长的人常常会高估自己实际摄入的液体量。

建议：盆底训练和膀胱的训练密不可分。

另一个关于控制功能的问题是预防性排空膀胱的行为。这样做的理由如出一辙："我得再去一次，要不然此后很久都无法去厕所。"

这种行为会产生什么后果呢？

- 膀胱储存能力减弱。
- 膀胱肌肉力量变弱。
- 浓度高的尿液对膀胱的刺激更严重。
- 即使尿量并不算太大，也会开始自动发送尿急信号。

摄入的液体量过少会导致口干，还

会进一步引起皱纹增多和能量不足等问题。

饮水和排尿记录

如果无法确定你自己是否喝够了水（每天1.5~2 L），或者你是为了保险起见要频繁上厕所的人，那么请你简单地填写饮水和排尿记录（第29页）。如此一来，水量的摄入和排出情况就一目了然了。

第一列空白处填写你喝多少毫升（ml）的饮品（不管是什么类型）。最好先用量杯测量出你最喜欢的玻璃杯或茶杯的容量。此外还需要在厕所放置一个量杯，用来测量排出的尿量。

- 找出你能尽可能久地待在家的一天完成记录，因为需要测量至少24小时，最好48小时。

- 将所有的毫升数加起来用于评估。饮水量必须不少于1.5 L，若期间从事体力活儿或遇到高温，需要相应地增加饮水量。

- 24小时内上厕所的次数不能超过8~9次。

- 单次排尿量应超过300 ml。

- 正常膀胱充盈量为350~450 ml。

假如你发现，你的记录值与正常值有偏差，请把你的记录拿给医生或专业的物理治疗师看。

从我诊治的经验来看，单是填写饮水和排尿记录，你就会发现自己开始留意膀胱。你会变得更加关注自己的饮水量和上厕所的次数。随着年龄的增长，人们会惊人地高估自己实际的饮水量。许多病人并未察觉自己上厕所的次数是正常人的两倍，她们稍有尿意就去排尿，而实际排出的量只有100 ml甚至更少。如果你也是这种情况，你需要一步一步地将排尿间隔拉长，慢慢改掉预防性上厕所的习惯。

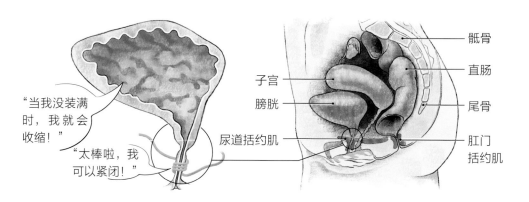

▶ 膀胱及其括约肌

饮水和排尿记录

日期：

时间	饮水量（ml）		尿量（ml）		有尿意				有疼痛感				失禁或漏尿等级（评分说明见下方）	
					第1天		第2天		第1天		第2天			
	第1天	第2天	第1天	第2天	是	否	是	否	是	否	是	否	第1天	第2天
06:00														
07:00														
08:00														
09:00														
10:00														
11:00														
12:00														
13:00														
14:00														
15:00														
16:00														
17:00														
18:00														
19:00														
20:00														
21:00														
22:00														
23:00														
24:00														
01:00														
02:00														
03:00														
04:00														
05:00														

请记录每次测试的日期！

失禁或漏尿等级的评分说明：

1= 几滴，2= 少量（沾湿内裤），3= 大量（必须更换衣服）。

如果有疼痛感，请在对应空白处填写

自我测试：我的盆底健康吗？

在对盆底及其重要功能有了了解以后，你现在可以借助两张详细的测试表对自己是否有功能受到限制的问题加以分析了。这将帮助你制订一个有针对性的个人训练方案。

本项自我测试由两张测试表组成。请你空出大约半小时不受打扰的时间完成测试。这就相当于你今天的第一个训练了！你将通过以下测试对你的盆底肌功能进行评估。基于评估结果，你可以选择适合自己的个人训练方案，隔一段时间（18~12周）之后再次测试，将两次结果进行比较，以便了解你的盆底训练进展。

测试表1：日常生活中，我感觉如何？

请在右栏中填写每项得分		第1次测试	第2次测试
是否有时候会不自主地排尿、排气或者排便？			
没有	0 分		
偶尔有，较少	1 分		
每天发生1次	2 分		
每天发生不止1次	3 分		
如果有第一问所述情况，是什么情况下发生的？			
咳嗽、打喷嚏或大笑时	1 分		
爬楼梯时	3 分		
跑步、跳跃等运动时	1 分		
从椅子上站起来时	2 分		
站立时	3 分		

请在右栏中填写每项得分		第1次测试	第2次测试
坐着时	4 分		
你有起夜上厕所的情况吗？如果有，频率多高？			
没有	0 分		
1次	2 分		
2次	2 分		
3次	3 分		
不少于4次	4 分		
你是否有时会经历突然的尿急并马上开始不受控制地漏尿？			
否	0 分		
是	2 分		
你是否会预防性地上厕所？			
否	0 分		
是	2 分		
你是否特别注意不要多喝水？			
否	0 分		
是	2 分		
你的盆底是否会感到向下的压力？			
否	0 分		
是	1 分		
你有时是否感到身体核心的稳定性缺乏？			
否	0 分		
是	1 分		
你的盆底处是否感到过疼痛？			
否	0 分		
是	1 分		
你的下腹是否感到过疼痛？			
否	0 分		
是	1 分		

请在右栏中填写每项得分		第1次测试	第2次测试
你的背部是否感到过疼痛？			
否	0 分		
是	1 分		
你排便时是否感到过疼痛？			
否	0 分		
是	1 分		
你在性生活中是否感到过疼痛？			
否	0 分		
是	1 分		
性高潮时，肌肉是否收缩较弱？			
否	0 分		
是	1 分		
总得分：			

测试表 2：肌肉测试

进行肌肉测试时，你需要一支笔和一个有秒针的表或一个计时器。

1. 站立时的负荷测试

最好在膀胱充盈时（安全起见可以在浴缸里）进行这项测试。

2. 外部肌肉测试

提示：如果想得到更确切的测试结果，最好进行内部肌肉测试（第34页），也就是说可以跳过这个测试。因为这项测试是针对没法接受用自己的手指从内部检查盆底的方式的人的。

站立时的负荷测试：如果符合，请打"√"	第1次测试		第2次测试	
	是	否	是	否
请咳嗽。是否有尿液流出？				
请稍微打开双腿蹦跳。如果你无法蹦跳，请你踮起脚尖，再让脚跟落回地面。此时是否有尿液流出？				

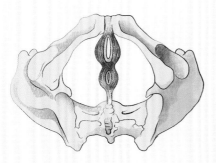

▲纵向伸展的括约肌

请只穿着内裤，坐在一张硬椅子或板凳上，将双手放在臀部上；或者一只手在前面下方握住盆底，另一只手放在臀部上。你是否感觉到你的盆底可以独立收缩？将注意力集中在会阴位置，即8字区（括约肌层）的中心。测试时，将会阴向上提拉，远离支撑面。请留意你的腹部和臀部，它们在此期间应保持放松，不要参与其中。

外部肌肉测试：请将结果填写到右栏中	第1次测试	第2次测试
K= 力量		
请你将盆底向上提拉：0~5分用于评定你完成这个动作的肌肉力量，感受到的收缩力多大；如果你的评分为0分，就无须继续此项测试了，直接读测试结果评价即可。 0= 没有感到任何的收缩（只是移动） 1= 几乎没有感到收缩（轻微的抽拉） 2= 感到微弱的收缩（明显可感知的抽拉） 3= 感到中等程度的收缩（稍微感到会阴被拉起） 4= 感到明显的收缩（明显感到会阴被拉起） 5= 感到有力的收缩（非常强劲的力量，仿佛会阴被吸了进去）		
A= 耐力		
请你再次尝试，同时查看时间：这种收缩感你可以保持多少秒（最多10秒）？		
W= 重复		
假设你可以保持5秒：5秒之后你可以接连重复这样操作多少次？1次？10次？每次重复之间请你休息4秒。当你意识到力量感逐渐变弱时，可以停止这项练习。完成并记录之后，进行10次舒适的呼吸，将气送入腹部		
S= 速度能力		
你最快可以接连拉伸你的盆底几次？——要快！1次？10次？		

建议：你是否对感受会阴的移动有困难？如果有，你可以先花上几分钟的时间，坐在卷得比较结实的袜子或者小球（软的网球、儿童玩具球等）上。之后会更加明显地感受到会阴的移动。

3. 更好、更有说服力的测试：内部肌肉测试

请你在站着或者躺着的同时，抬起一只脚。将手洗干净后，将一只手的一根或两根手指伸进阴道中，另一只手放在臀部上。试着让肌肉包绕手指，再让盆底独立收缩。请注意你的腹部和臀部。

上述"盆底独立收缩"指的是什么呢？请你在开始之前用双手去感受：用一只手（相当于阴道）包绕另一只向上伸的手的食指（相当于触摸的手指）：

- 0= 没有感到肌肉收缩，没有任何移动。
- 1= 手感到有微弱的抽拉。
- 2= 有轻微的包绕感或勒紧感。
- 3= 会有明显的包绕感或勒紧感。
- 4= 会有强烈的包绕感或勒紧感，

内部肌肉测试：请将结果填写到右栏中	第1次测试	第2次测试
K= 力量		
请你按照0~5分评定你的阴道收缩感。如果你的评分为0分，就无须继续本项测试，直接读测试结果评价即可。 0= 没有感到移动 1= 你感到阴道的肌肉微微地抽拉 2= 你检查的那根手指周围感到微弱但较明显的压力 3= 手指感到被明显地包绕 4= 手指感到被明显地包绕，同时被向上拉起 5= 你感到阴道甚至还抓住了手指，尽管你试着将手指拉出来		
A= 耐力		
请你再次尝试，同时查看时间：这种收缩感你可以保持多少秒（最多10秒）？		
W= 重复		
假设你可以保持5秒钟：5秒之后你可以接连重复这样操作多少次？1次？10次？每次重复之间请你休息4秒。当你意识到力量感逐渐变弱时，可以停止这项练习。完成并记录之后，进行10次舒适的呼吸，将气送入腹部		
S= 速度能力		
你最快可以接连拉伸你的盆底几次？——要快！1次？10次？		

被包绕的那只手同时向上吸住了食指。

- 5= 有非常强烈的勒紧感，手有力地往上吸住。

以上就是盆底功能的测试方法。与此同时，你对盆底也有了更清楚的了解，可以在8~12周之后再做一次这项测试，并与现在的测试结果进行比较。期待一下吧！请你注意，两次测试差不多要在月经周期的同一个阶段进行（非经期）。

如果你的肛门括约肌有问题，请你阅读本书"常见问题汇总"中的第3个问题（第129页），倘若你愿意的话也可以再做一次肌肉测试，只是注意要小心地把小拇指伸进肛门。

测试结果分析

测试表1：日常生活中，我感觉如何？

最低分为0分，最高分为35分。你的得分越高，你就越需要重视你的盆底。我的建议是，4分以上（最多10分）就有治疗的必要了。这项测试不是为了给你制造恐慌，而是为了说明，盆底问题在我们生活中的影响是多种多样的。

测试表2：肌肉测试

1. 站立时的负荷测试　如果出现漏尿问题，就可以视为存在明显的盆底功能问题。

2. （外部和内部）肌肉测试　一共有4个数值，包括力量（独立的拉伸）、耐力、重复以及速度能力。请将4个数值分别填到以下的表格中去，再结合后面的部分就可以找出推荐的训练建议了。

外部肌肉测试	力量	耐力	重复	速度能力
我的结果				

内部肌肉测试	力量	耐力	重复	速度能力
我的结果				

推荐训练

我的练习	感知训练	慢缩肌纤维强化训练	快缩肌纤维强化训练
次数			
频率			

K= 力量

如果你在K（力量）项的测试结果分值很低，意味着你需要将重点放在标记蓝色的感知训练。具体来说：0~1分，在前两周只做盆底肌训练中的感知练习，你不需要关注橙色和绿色的练习。此外，每天（洗澡或睡觉时）将一根或两根手指放入阴道内，试着用肌肉将其包住。在此基础上，你还必须完成"控制之手"练习（第77页），因为这项练习能为你提供另一种接触和保护你的盆底的途径！一旦你发现盆底被激活了，也就是说你的手指能感受到阴道肌肉的活动了，那么请你重新测试一次。同时，请你不要感到压力，宁愿等久一点再开始——有可能是几周后呢！如果你的分值为2~3分，请你在感知训练蓝色表格那里写上"2项"，也就是说，每个训练单元要完成2种蓝色的练习。如果你的分值为4~5分，说明你的盆底功能其实相当不错，每天完成1种练习即可。这种情况你就写上1项。

力量	感知训练
0~1分	感知练习+"控制之手"练习
2~3分	2项
4~5分	1项

A= 耐力

A（耐力）项的得分为1~3分，请着重关注标记橙色的练习，在橙色表格中填写"3项"，等于是3种练习。得分为4~7分之间，请在橙色表格中填写"2项"，得分在8~10分之间，则填写"1项"。

耐力	慢缩肌纤维强化训练
1~3分	3项
4~7分	2项
8~10分	1项

W= 重复

如果你在W（重复）项的得分在1~3分之间，则需要重复橙色练习3次，在橙色表格中的"次数"填写"3次"。得分为在4~7分之间，请填写"2次"。若得分在8~10分之间，请填写"1次"。

重复	慢缩肌纤维强化训练（次数）
1~3分	3次
4~7分	2次
8~10分	1次

S= 速度能力

如果你在S（速度能力）项的得分为1~3分之间，则需要关注标记绿色的针对快缩肌纤维的练习，在绿色表格中填写"3项"，等于选择3种练习。得分在4~7分之间，在绿色表格中填写"2项"，得分在8~10分之间则填写"1项"。

速度能力	快缩肌纤维强化训练
1~3分	3项
4~7分	2项
8~10分	1项

示例1

	力量	耐力	重复	速度能力
我的结果	4	7	7	3

你需要进行1种蓝色的感知练习，2次2种橙色的慢缩肌纤维的强化练习以及3种绿色的快缩肌纤维的强化练习。对于蹦、跳或者打喷嚏、咳嗽时控制排尿有困难的人群，这个示例实际上是一个有针对性的训练方案，对此，必须加强针对快缩肌纤维的训练。

我的练习	感知训练	慢缩肌纤维强化训练	快缩肌纤维强化训练
项目数	1	2	3
重复次数		2	

示例2

	力量	耐力	重复	速度能力
我的结果	4	3	3	8

你需要进行一种蓝色的感知练习，做3次3种橙色的练习以及1种绿色的练习。这是针对盆底有脱垂感问题的人群的典型康复方案。训练起承托作用的慢缩肌纤维显得非常有必要。

我的练习	感知训练	慢缩肌纤维强化训练	快缩肌纤维强化训练
项目数	1	3	1
重复次数		3	

适合所有人的形体练习

除了上述提到的练习，你为自己制订的训练方案中还应包括每天必练的"控制之手"练习（第77页），以及每周3次、每次15分钟针对深层肌肉的形体训练（第74页）。

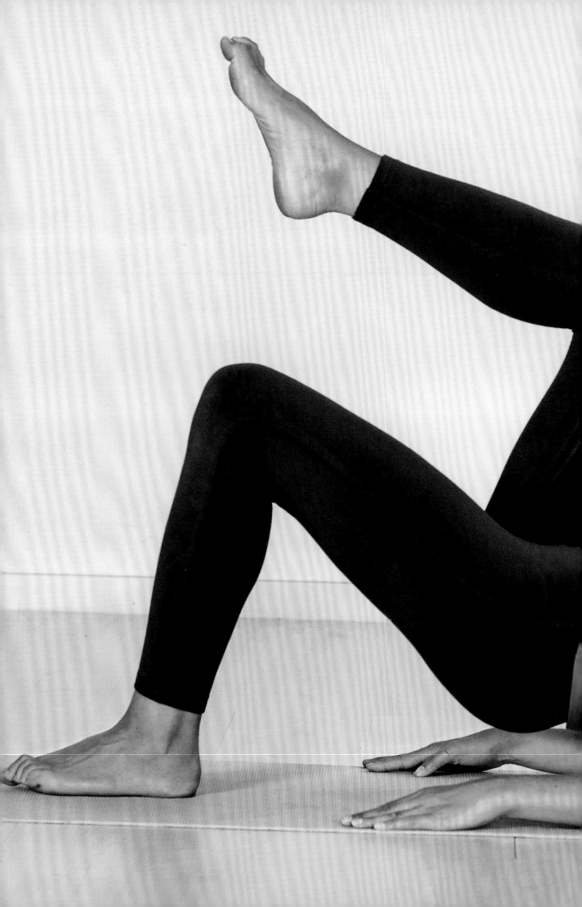

12周训练计划

训练的目标是身体核心区域力量、稳定性和本体感觉的提升。唤醒肌肉，重塑自我，重塑盆底！数周之内你便能感觉到重获新生。

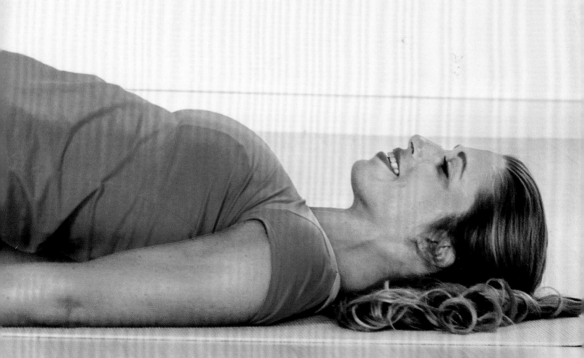

如何正确地训练盆底

盆底具有各种功能以及与之对应的不同的肌肉纤维，仅通过单一的训练无法达到强化盆底的目的。正是早先人们做过这样那样的训练尝试，时至今日，人们才对盆底训练有了更好的理解。

你若仅持续进行"夹紧下面"的练习，会导致阴道产生异物感，以及疼痛性痉挛或阻碍阴茎进入的问题。总而言之，要不断变换各种不同的练习！我们在实践中时常发现，重要的不仅仅是要去感受肌肉的运动，更重要的是，在肌肉静止的状态下，你也能感知到这些柔韧而富有弹性的肌肉。

富有弹性的盆底

很多女性出于对"松弛"的恐惧而长期持续绷紧盆底，以致肌肉过于紧张，失去了弹性，无法进一步收缩。因此，这部分人在打喷嚏或大笑时，其盆底很难做到有力的闭合收缩，同样的后果也出现在另一部分女性身上，她们在健身房或者上形体课时，只会听到："收紧，

收紧，再收紧！"时常是平时各方面训练出众的女性，反而盆底问题倍加突出。

盆底持续处于紧张状态，长此以往不仅其自身会产生问题，还会使腰椎和髋关节出现诸如僵硬、不灵活以及疼痛

以中国人为榜样：学习锻炼肌肉的精神训练法

几个世纪以来，中医就主张用想象力来强化盆底。人们不是通过"现在请抬高你的会阴"这样简单下指令来训练的，而是通过冥想想象着自己会怎么做。请你也试着仅在精神层面上训练你的肌肉。近期的研究也证实了它的有效性。人们已经将这个方法运用到高强度运动中去，为何我们不效仿呢？

等问题！我们的目标是打造强韧、灵活的盆底——这是值得的！

最重要的是，肌肉能够放松或者说肌肉能够感到收缩和放松。所以，所有与呼吸相结合的练习以及所有的感知训练，都很有帮助。实践有力地证明了，"粗暴、不懈"的训练并没有什么效果，因为这种方法更适用于锻炼其他肌肉。

下面的图片将对我们的理解有所帮助：想象着我们的盆底是蹦床，当蹦床绷得特别紧的时候，人们便不可能在上面蹦跳。盆底的机制是一样的：如果从一开始盆底就过度紧张，那么它就无法向上收缩，进而也就无法充分实现其功能。

你平常就可以做到使盆底有效地获得充足的供血，如利用听音乐会、乘坐公交车、工作休息的间隙，或在晚上临睡前等任何可以短时间集中注意力的时候练习。因为细微的肌肉活动不会使骨盆出现肉眼可见的运动幅度，所以可以随时随地进行。

我经常喜欢告诉我的病人：请不要让你的盆底就这么闲着！你要学会与活跃的盆底以崭新的方式共同生活。但是你一定要注意让盆底间歇地恢复静止状态，用最小的运动或想象来刺激它，保证它的供血充足。如此一来，你会享受到重获力量的感觉——或许你还从未享受到过这样的感觉吧？你应该对它有非常美好的憧憬！

臀部保持放松

相信你已经从一些图片上了解到，盆底不包括臀部肌肉。臀部肌肉比盆底肌体积大，又位于外部，所以易于被感受和看到。我们常常被告知，绷紧臀部

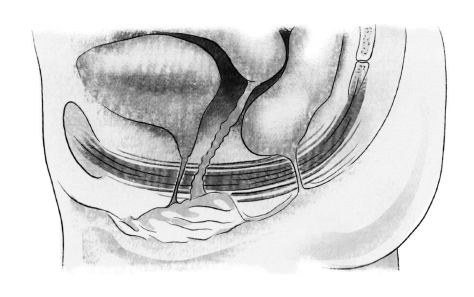

肌肉就够了，"因为这样盆底自然就一起收缩了！"但实际上这是错误的。在这种情况下，盆底只是处于被挤压的状态罢了。

另外，我还想指出两种常见的错误观点：

"夹紧臀部就可以打造一个漂亮的臀形！"这个观点不对，塑造线条分明的臀部需要的是其他有用的练习（第86页）。

"中断尿流练习是一种方法。"这个观点也不对。从前有过这种方法，而如今我们从研究中得出的结论却是：不停地去中断尿流会对括约肌肌纤维造成伤害。因此，这种训练必须止于过去——当然，偶尔尝试一次中断尿流的持续性是没问题的，你可以借此感受一下尿道括约肌。

训练时的注意事项

最基本的是，训练不应该产生任何疼痛！你只需按照自己觉得舒适和正确的方式来训练。如果你正处于某种疾病的治疗过程中，你应该跟医生、物理治疗师咨询确认，又或者你刚好处于孕期，那么你应当和妇产科医生说明。根据你的测试结果，一个正常的盆底训练单元为每2天10~30分钟。如果你没有做过测试，也可以从每种颜色中挑选1项练习来训练。

颜色	练习种类
蓝色	感知训练
橙色	慢缩肌纤维强化训练
绿色	快缩肌纤维强化训练

除此以外，每周还应做3次15分钟的形体训练（第74页），以及每天1次的"控制之手"练习（第77页）。开始时，请先尝试侧卧式练习，之后再换成四肢着地式。等你完全熟练掌握后，可以使用任意姿势练习，甚至早上站着刷牙时都可以做。

注意：子宫、膀胱或肠道严重脱垂的女性不能仰卧着做感知训练。应在骨盆下方垫上一个厚实的靠垫，并将双腿屈成90°放置在椅子上。

合理规划的12周

在开始训练之前，你应该制订一个详细的计划：

● 每天什么时候训练？早晨起床后可行吗？还是我隔天晚上花一刻钟的时间呢？

● 每周的哪三天可以留出空来，用于做每天15分钟的形体训练？

● 我可以在哪里做一些标记，比如用贴纸时不时提醒自己别忘了训练盆底？

我在书中用了许多图片，请不要对

此感到惊讶。因为盆底难以触及，而想象能让训练简单一些。你可能会觉得有些图片有点奇怪，有点陌生。没关系，后面可参阅的图片越来越多，总有你觉得合适的。请你记住，这个密集的训练只占了你人生的12周而已！你所投入的时间不会就此浪费，而是换来可贵的回报：核心的力量！

建议：在你正式开始之前：记住总是用比你自己所想的力量更弱的力度去练习！请牢记我的这条建议。我们从许多超声检查的结果中发现，过于强劲的肌肉收缩反而会造成脏器向下施压。说起来倒也令人沮丧：心里想着"我现在锻炼得频繁而且强度也不低"，可实际上看到的却是盆底在训练中下垂了，并没有上提。因此，尽量只用3/4的力：这不是盆底健身，而是舒适的盆底训练！

孕妇的训练

请你集中尝试标记蓝色的感知练习。当然你也可以尝试所有的练习，但切记动作要非常轻柔。出于安全考虑，请你在练习前仔细阅读关于孕期的章节（第119页）。

有些原来要求仰卧进行的练习，你可以选择侧卧，如果你腹部感到不适，可以不做。一旦出现眩晕和心跳加速（上腔静脉压迫综合征），请立刻停止练习。

请放弃以下练习：

- 气球练习（第64页）。

- 短时间冥想（第50页）。

- 双腿靠墙（第56页）。

- 所有俯卧和婴儿式的练习。

- 腹部肌肉练习。腹肌练习这一块，你只要做"控制之手"练习（第77页）以及很好的"握紧脏器"的练习（第66页）。分娩之后，你也可以开始其他的练习——前提条件是你的盆底具有拮抗力。

膝盖—手肘式的起始位（膝肘体式）可以作为休息体式（第98页）。对于孕期的女性而言，外展练习（第89页）以及强化髋部肌群的美臀练习（第86页）都是非常不错的选择，因为在怀孕的九个月里这些肌肉变得越来越松弛。

分娩之后，请从感知训练开始，给你的盆底足够多的时间，去重新学会感知。这个阶段以盆底的恢复训练为首选！换句话说，只要时间地点合适，就请放松。然后，再一点点地向其他练习过渡。

» 感知训练——
培养你对盆底的感知能力

盆底感知训练在起始阶段要求超乎想象地集中注意力。往积极方面看，你也是在训练大脑的专注力。

我们的脑子总是时不时地涌现出许多想法。当你想着你的身体，就可以打断这奔涌的想法——一个极好的机会去短时间地远离日常喧嚣！随着每次练习的完成，你会觉得越来越从容，同时也就实现了更好的放松。

丝巾练习

● 请你想象自己没有穿衣服，在你裸露的盆底外面盖着一条薄如空气、舒适亲肤的丝巾。它是那么轻薄。你可以感受到当你呼吸时，毛巾在干什么吗？它是移动了，还是纹丝不动？

● 请尝试，吸气时让丝巾向外掀起、呼气时让丝巾向内收回：轻柔地，毫不用力地。同时，请你体会盆底的运动，它会随着横膈膜在吸气时向外、在呼气时向内运动。

● 将注意力集中在阴道肌肉上。呼气时，想象着阴道小心翼翼地把丝巾向内拉，吸气时再将其掀开。一内，一外。接着，再小心翼翼地不断重复这个阴道练习。

训练量：不少于2分钟。

提示：每次练习时，要有意识地进行3次呼吸，试着在呼气的过程中，下意识地将蔓延的紧绷感消除（随气呼出去）。

仰卧练习的要点

将头部舒适地放在一个枕头上，双腿垫着一个瑜伽柱或其他类似的工具。同时请不要让自己受凉。在感受盆底之前，让整个身体舒展开来。

放松肌肉，双臂和双腿渐渐变得沉重，舒展而又温暖。臀部下沉。腹壁柔软而又暖和，腹腔留有足够的空间来进行呼吸。呼吸的气息在体内流动着。体会气息从何而来，去往何处。脑海里想象着呼吸经过胸腔、腹部，最后向下到达盆底。

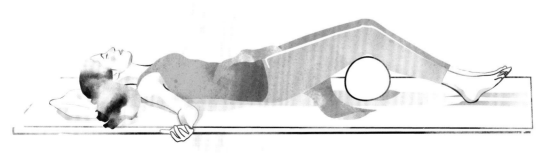

⬆ 被轻薄的丝巾铺盖的画面，帮助你感知肌肉

海绵练习

● 跟随着你的想象来到阴道区域，在阴道里放置一个大小适中的海绵。请注意你的呼吸。试想着：吸气时海绵吸满了温暖的水，越变越大，越变越重；呼气时水排出，海绵重新变小、变轻、变皱。接下来呼吸几次，同时想象这个画面。

● 然后，请试着体会阴道肌肉，轻柔地、准确地、全方位地。像隐形的手一般，从四周把海绵里的水挤出来。

● 以同样的办法锻炼你的尿道括约肌和肛门括约肌。海绵的大小要与每个部位相适应，同时要保证身体其他部位处于放松状态。

训练量：每个部位想象4~6次。

记忆口诀：呼气收缩同步！

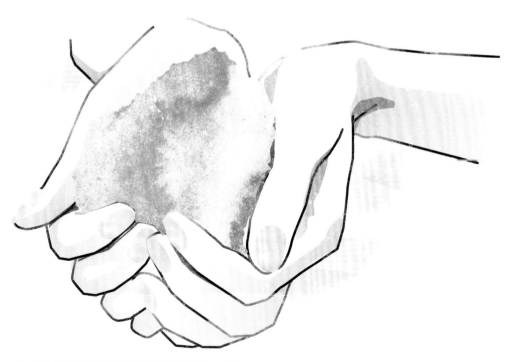

⌃ 请你将手指的力量"传导"到阴道肌肉上

橡皮筋练习

练习1：纵向的橡皮筋

开始这项练习前，请用力地用指尖按压耻骨和尾骨。

- 想象你的盆底和这些骨骼都连在一起。

- 把肌肉想象成一条又粗又红的橡皮筋。在脑海里想象着橡皮筋不断缩短，直到它使耻骨与尾骨的距离缩小几毫米。

- 然后，开始真的将这个皮筋缩短。缓慢地享受着，再慢慢地恢复到初始位置（这其实非常困难）。

练习2：横向的橡皮筋

- 接着，切换到坐骨，将双手放在臀部外侧，用指尖按压两侧的坐骨（你可能还需要找一下它们的位置），想象着横向的肌肉将这两个点连接起来。

- 像之前那样，用又粗又红的橡皮筋替代肌肉。你首先在想象中将其缩短，然后再真的操作一遍。臀部一直是放松的。

训练量：每项练习各1~2分钟或更长，直至这项练习不再陌生为止。

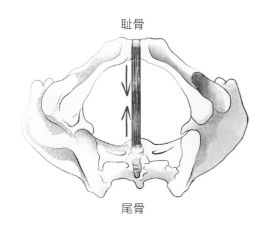

⌃ 把盆底肌想象成橡皮筋可以让收缩更轻松

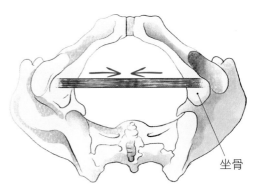

⌃ 横向轻轻回拉，同时上提

激光点练习

在脑海里将上个练习中的两条红色橡皮筋撑开，一个从前往后，另一个从一侧至另一侧。两点交叉的地方，就是你现在要练习的点。请你把这个点想象成激光笔的一个点。你可以在这个点上进行一些尝试，它会在日常生活中陪伴你。把这个点看成能量供应点。躺着针对这个点进行以下练习：

- 将它竖直抬高，再慢慢地回落。倘若你愿意的话，可以将之与呼吸再次结合：呼气时把这个点抬高，吸气时再次回落。

- 改变速度：慢慢地抬高，快速地回落；快速地抬高，慢慢地回落。这样难度就高多了吧？

- 请你让这个点向右、向左抬高，再用这个点画圈。你的阴道口此刻是什么状态？

- 向头部和肚脐处提升这个点，同时请你注意这个点能够到达的位置。如果你能一开始就有所感知，那就对了。这样你就可以更好地使阴道前壁变强韧，如果你有膀胱脱垂问题，那么这项练习会很有帮助。

训练量：1~2分钟或更长，直到你对这项练习不再陌生为止。一定不要限制你的想象力。

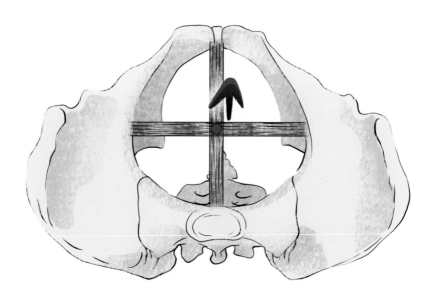

⬥ 在想象中上提激光点

太阳练习

● 请想象你腹部的中心有一个太阳。下一次吸气时，感受太阳向各个方向发出光芒，腹部变得敞亮而又温暖。呼气时，将太阳的光芒收回，同时也请体会盆底肌跟随着呼气时的气流归位。保持脊柱目前的姿势，下意识进行全方位地锻炼。

● 感受你的身体如何顺应太阳光变化：腹壁伸展开来，腰部变宽，肋弓向上抬起，背部向下运动，盆底空间不再窄小。你会感受到，当光芒消失时，之前的温度还继续留存着。

训练量：2分钟或以上。

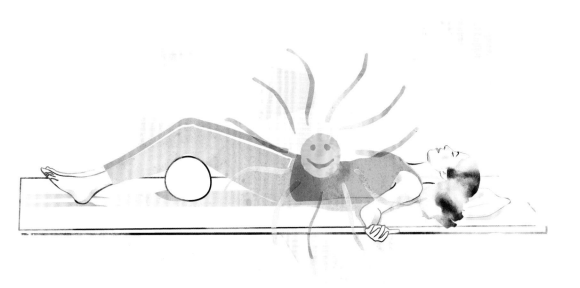

⬧ 当你看到这个有趣的太阳时，下半身是否已经感觉到了温暖？

冥想练习

重要提示：这项练习不适合孕妇或处于月经期的女性。

• 请盘腿端坐在一个温度适中的暖水袋上（注意！灌水的一端朝前，另一端向下折进去）。在暖水袋下面放置一个较小的枕头，保证你的后背可以保持挺直。掌心向上，放在膝盖上。肩膀自然垂落。双目微闭放松。舌尖放在上腭处休息。体会呼吸时的气流：用鼻子吸气，嘴巴微微开张，将气呼出。跟随着你的呼吸想象：首先进入鼻咽位置，再经过气管和双肺。现在请将注意力集中在会阴上。想象着你的会阴吸取了热量。每次呼气时，感受暖流像海浪一般经过你的会阴进入你的身体，吸气时，气息遍布整个全身，留在体内。暖流慢慢地向后流经脊柱，或流向两侧，向前、向下。接下去的练习，请试着一直想象出这股暖流。每次继续练习时，你要感受暖流像阳光一样在腹腔内散播。如果你要结束练习，请将会阴闭合，使所有的温热留在体内，用作能量之源。最后再伸展四肢、放松。

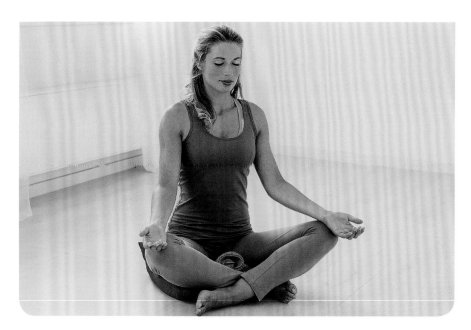

⬆ 你可以使用一个暖水袋，这种简单的方法会给盆底带来舒适的感受！此外，这项练习非常适合缓解盆底的紧张。之后，你可以想象出一个暖水袋。利用空闲时间不断练习……找到你专属的力量之源

蝴蝶练习

这个练习很适合在每天训练结束时用作对盆底的感谢，或在压力大的情况下，快速达到放松目的。坐、卧位都可以进行。

● 闭上双眼。想象自己处于暖洋洋的夏日里，鲜花开满草地，空气里弥漫着花香。你看到许多飞来飞去的蝴蝶。请你认真地观察其中的某一只，看它如何轻盈地扑动着自己的翅膀。高一下，低一下，非常轻柔。如果你的盆底模仿蝴蝶翅膀的扑动，会是什么感觉呢？

● 试着飞舞一会儿，直到动作可以自然而然地继续下去。交替着观察你的盆底和蝴蝶。按你的偏好，飞舞的时间可长可短。但所需的力量要小于你想象蝴蝶飞舞的力量。接下来，让蝴蝶慢慢地在地平线消失，深吸一口夏日的芳草香气，再次将力量聚集起来。

训练量：1~2分钟。

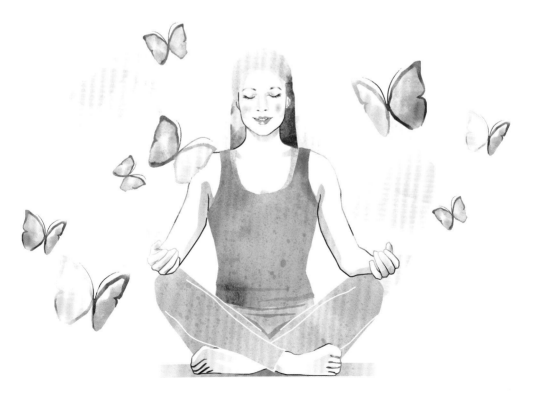

⌃ 让你的盆底享受轻盈的感觉

米枕练习

米枕可以作为感知的辅助工具，只需把2块布（15 cm×15 cm）缝合在一起，装入200 g大米后封口就制作完成。另一个更简易的方法是往保鲜袋里填充200 g大米，但要确保封口密闭良好！

请挺直脊柱坐在米枕上（一个角朝前），米枕的最高点为感知的生理弱点：阴道口、尿道口或肛门。闭上双眼，随着呼吸慢慢进入骨盆区域，在脑海中构建出一个米堆（没有外层的布）的画面，你赤裸着坐在上面。然后，试着让每一处括约肌与一颗或多颗米粒互动，将后者：

- 向上吮吸。
- 往左、右两边移动。
- 铲动。
- 吸入。

每个动作先在脑海中想象一遍，再轻柔地实际去做。

训练量：约2分钟。

提示：米枕是值得强烈推荐的辅助工具，它可以训练后部的括约肌，改善控制气体和粪便的能力——这一问题常见于分娩时会阴严重受损之后！此外，年纪越大，肌肉也越容易松弛。重要的是，肌肉要保持有规律的训练。每天2次，每次2~5分钟，就会有很好的成效。

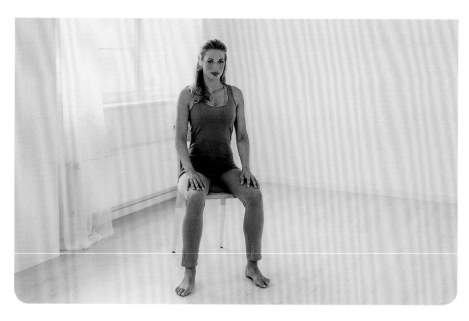

⌂ 将你将用手指拿起一颗米粒所需的力量，运用到你的括约肌上

微笑练习

嘴与盆底有很紧密的反射联系。这是助产医生从产房中总结的经验。嘴部放松，盆底就会放松，胎儿的小脑袋就更容易出来。在实践经验中，我们常常看到，盆底痉挛的病人通常下颌关节位置也有问题。但有些关节问题则是由于夜间磨牙造成的。你在进行盆底训练的时候，也会注意到嘴部的参与。

放松脸颊

● 将拇指和食指放在颧骨下面的下颌关节上，用力地从上往下按摩或揉捏至嘴角——大约1分钟。之后再从上往下轻轻地刮脸颊10次。用舌头有力地刮过所有的牙齿：上颌外侧，下颌外侧，上颌内侧，下颌内侧。舌尖紧紧地抵压上腭，再松开感受。

建立联系

所有的练习先在嘴部进行，然后再在盆底展开：

● 重复仿效你涂抹一支高档的口红时，嘴部所做的轻柔运动。

● 亲吻空气：有爱地、有力地、轻柔地。

● 做出吮吸瓶子的动作，或直接吸拇指。

● 做出用吸管喝水的动作。

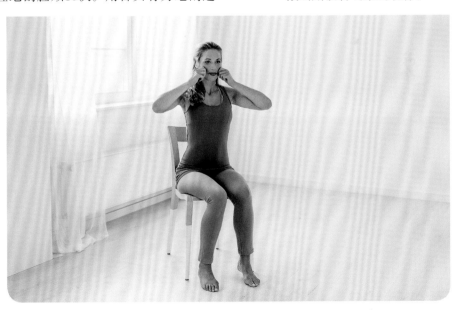

⬥ 一项练习，双重效果：放松颌肌，盆底也自然舒展

≫慢缩肌纤维强化训练

盆底的主要部分是由慢缩肌纤维构成的。如果你不够健康，就会出现脱垂感，感到脏器无所依托，盆底受压以及背部疼痛。这些不适会从中年开始逐渐加强，因为此时整体力量本身就处于下降趋势。

请你在安静的环境中完成这些练习，按照你的训练计划持续进行。请你合理分配训练的力度，保证可以持续下去，不至于第一个练习做完之后就完全不行了。记住：所有的练习应对身体有所挑战，但不要造成疼痛！

盆底桥式练习

● 双脚打开与骨盆同宽。向下伸展的双臂，放松地放在体侧。呼吸的气息安静地流动着，呼气时，将会阴向内收缩，吸气时，再解除收缩。请重复几次。

● 在下一次呼气和收缩时，将最底部的腰椎向上"卷"起，并在这个位置上保持一段时间，下次或下下次呼气时，再一节节落回。接下来请你依次抬起最底部的两节腰椎，然后是三节、四节，等等。

训练量：保持盆底收缩，直到无法继续平稳地呼吸。

筋膜训练变式

进入盆底桥式练习，想象着用你的耻骨把一个网球打出去。

训练量：连续快速地进行30组。

重要提示

● 想象你的脊柱富有弹性：椎骨像珍珠一般在一根线上串起来，你每次能一颗接一颗地把珍珠拾起来。那么你可以拾到哪一颗呢？有可能到肩胛骨吗？你慢慢会发现，每次练习会让你的脊柱更加富有弹性。切记臀部要放松！

● 如果你无法结合呼吸：那就先将二者分开练习！

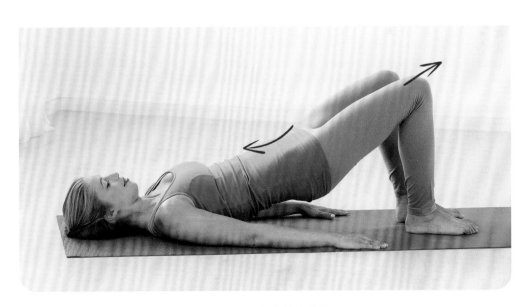

⌃ 试着感受——这个姿势如何让你下半身的器官完美地放松

"散步"练习

● 将双脚放在墙上，使髋部与双膝均呈直角。骨盆靠在一个紧实的练习垫上。

● 平缓地呼气时，缩紧阴道，同时将骨盆进一步向上抬高。然后落下、放松。请你试着逐次抬高骨盆。你也可以保持抬高的姿势，但期间可以放松盆底。盆底抬高的高度，以不给胸椎和颈椎带来不适为准。轻轻将一侧脚跟压向墙壁，慢慢激活该侧盆底。接着换另一边。以你觉得有趣的方式，让盆底或快或慢地散步。

训练量：要根据你能完成的程度，设定一个确定的行动距离：20步、50步或100步。

最后的奖励

● 把臀部抬高到它能胜任的高度，将练习垫取走，然后一节一节地将椎骨（包括尾骨）落回地面。当臀部落地时，请你享受盆底焕然一新的感觉。

提示：这个练习不适用于患肩部、颈部（特别是颈椎）疾病的病人。

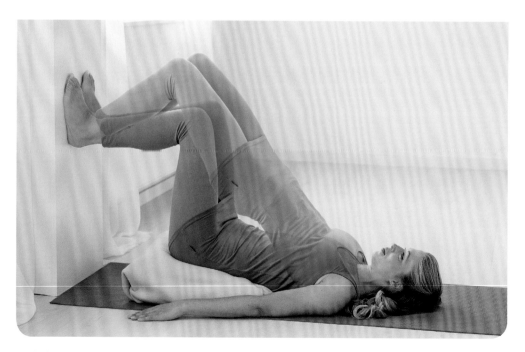

⌃ 收缩后，彻底的放松方式：这个姿势可以减少脏器的压力，给盆底带来绝佳的放松

拉长上身的练习

● 双手抓握着膝盖，坐骨来回移动调整，直到你坐在坐骨最高点，并保持身体稳定。

● 将头顶慢慢地向天花板延伸，去感受椎骨之间的距离越来越大，坐骨和头顶的距离也舒适地变大。抬高会阴，保持收缩，时长足以完成几次呼吸，再放松。重新抬高会阴，收紧腹部，同时不要移动背部（把肚脐向上、向后拉伸）。保持三点之间的距离，向后倾斜，感受盆底对抗自上而下的压力。继续配合呼吸，胸骨向前伸展。当你察觉到盆底支

撑不住的时候，你要及时恢复至原位，解除压力。

● 摆动你竖直的三角形。当你向上移动时，盆底可以处于放松状态；当你向后移动时，盆底和腹肌需要对此产生反应。

训练量：至少来回4次。接着，再向前倾斜一次，感受几次呼吸带来的令人愉悦的臀部及胸肌拉伸。

提示：若膝盖、髋部或背部有不适，你也可以在竖直坐姿时，微微屈腿。

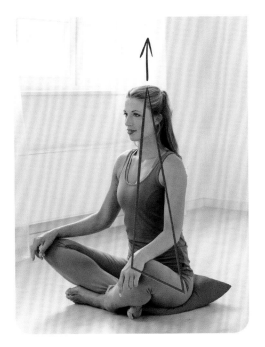

⌃ 坐在垫枕或折叠的被褥上，让身体在竖直方向上延伸

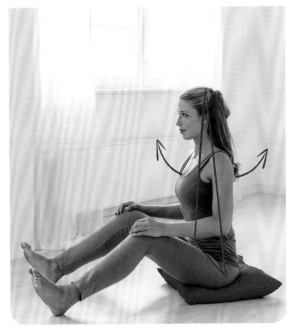

⌃ 挺直上身，使其前倾，再复位

拉长腿部的练习

● 将双手放在额头下面。平缓地吸气，发"呵"音将气呼出，重复若干次。你可能还记得：呼气时，特别是从唇部慢慢吐气时，横膈膜会把盆底向上拉得特别高。吐气时，盆底缓缓地收紧，肚脐微微上提。

● 吸气时，让盆底向外。试着先来回呼吸几次，缩紧阴道，接着围绕尿道口和肛门进行几次练习。

● 此练习对肛门括约肌特别有利：将肛门闭紧，呼气时，让一只脚尽量原地向下、向外移动，然后再稍微向上抬起几厘米，同时骨盆保持不动。

训练量：1~3次呼吸内，保持盆底收缩和腿部上抬，呼气时再重新放松、放下。每侧做3次，之后再换另一侧。

提示：楔形练习垫也是不错的选择——厚处放在髋部下面，薄处朝向耻骨。

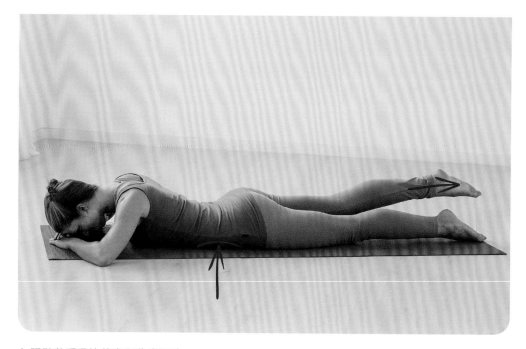

⬥ 跟随着呼吸的节奏和盆底互动

吸盘练习

● 想象着你自己坐在一个吸盘中央的正上方。它的形状刚好能够填满四块骨之间的空间，从而替代你的盆底。它紧紧地吸附在支撑面上，并且企图把这个支撑面向上抬高。抬高时，请数到三，再让吸盘重新落下，接着数到六。

● 不要惊讶于这个练习的难度：肌肉在此全力发挥了！

训练量：6次。隔天请继续接着练习，同时延长保持抬高的时间。

提示：一直保持平缓地呼吸！

静坐时的练习

正坐在一个支撑面结实平坦的板凳或者椅子上。双腿打开，微宽于髋部，膝盖和髋部成直角，双手放在大腿上。

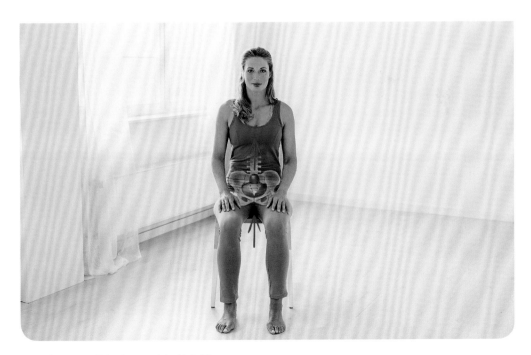

⌃ 学会感受，发掘出双腿之间的力量

交叉点练习

● 将前后、左右的轴线连接起来会出现一个交叉点。现在你可以跟这个点一起训练起来。不要限制自己的想象力。把这个点尽量向前移动到耻骨（对抗盆底前部的不足），尽量向后移动至肛门（对抗盆底后部的不足），再向左、向右、打圈、旋转或扭转，等等。

深层肌肉训练请做如下尝试：

● 首先该点处于盆底的中间。然后慢慢地向后移动，先经过尾骨，再缓慢地向上沿着腰椎移动，一节腰椎、两节腰椎。要在你能做到的范围内去完成，切

勿过分自信。完全有可能你第一次只能到达尾骨的位置——无论如何你都要留有时间慢慢地原路返回。能到达的高度因人而异，不管到第五节还是第一节腰椎（甚至胸椎），都取决于每个人的肌肉力量。

● 最理想状况下，你的盆底可能已经能感受到被纵向拉长了。这项练习对于所有脱垂和各种背部疼痛都很有用处！训练时切记背部要保持不动！

训练量：1~2分钟或更长，直到你对这些运动不再感到陌生。

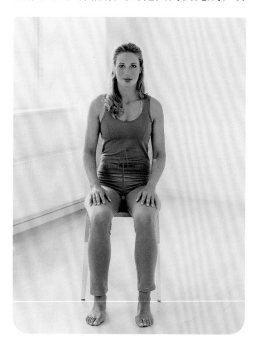

⌃ 这项练习可以给你无聊的会议带来一些活力

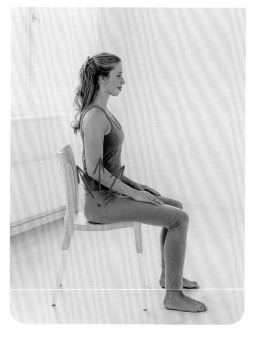

⌃ 不仅可以躺着，也可以坐着

摆动的三角形练习

- 首先找到你坐骨的最高点，挺直脊柱，使每节椎骨之间留有一定的空间。拉伸腹部，胸腔向上、向前抬高。颈椎也自然伸直，你会感到脖子后面的褶皱内产生愉悦的拉伸。想象着从坐骨两侧和头顶拉出三条线来，构成一个三角形。请用双臂做出一个一样的三角形。然后开始慢慢地来回摆动。试着去感受，盆底在摆回时，随着腹压增大，是如何收缩并强化自身力量的。当你向前摆动时，盆底得到舒张，后背肌肉则相应地收缩。

进阶练习

- 延长每次向前和向后摆动的时间：一开始1组呼吸，然后增加至2组、3组等。

正确的起身姿势练习及大腿力量练习

- 请坐在支撑面前部的1/3处。一只脚向后，前倾时，臀部从椅子上抬起，半站立的动作保持一段时间。膝盖朝外。在练习站立起身时，将盆底一起向上收缩，或至少不要向外挤压。手臂紧靠体前，保持三角形。5次后，更换另外一只脚。

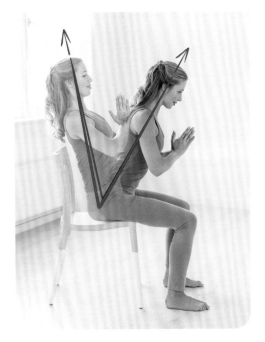

⬆ 随着不断练习，你就能很快地在日常生活中养成正确起身的习惯

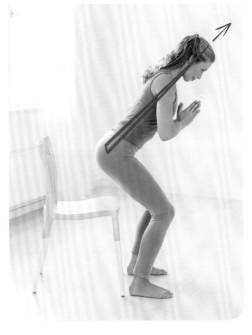

⬆ 练习正确起身

61

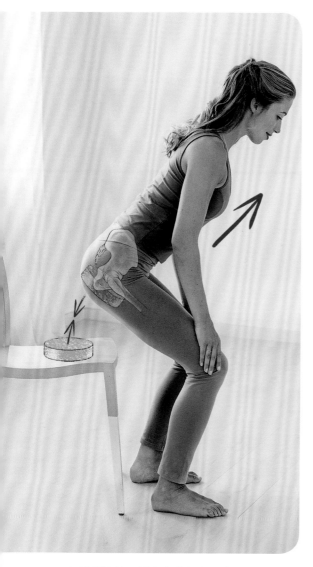

磁铁练习

- 请坐在座椅支撑面前部的1/3处，双腿迈开。膝盖微微朝外，双手放置在大腿上。想象自己的盆底是磁铁的正极，与支撑面接触的位置为负极。

- 现在请你将上身前倾，将重力放在双脚上，同时小心翼翼但有力地把"磁铁"分离开。不断地向上立起，两块磁铁慢慢地远离彼此。想象盆底的紧绷感在这个过程中像磁铁吸力般逐渐减弱。

- 同理，恢复原位：磁铁在找自己的另一极。让你的盆底一起参与其中，直到两极相遇，而不是猛地吸到一起。

训练量：非常缓慢地进行6次。

提示：这项练习让你的大腿特别疲劳？这正是我们所期待的结果。我们需要有力量的双腿，帮我们减轻背部和盆底在弯腰、托举、起身和坐下时的压力。

前照灯练习

- 坐直后，幻想着自己的坐骨变成了两个手电筒，穿过椅子向下发出非常明亮的光束。当光直接向下射出时，你要保持正坐。

- 请想象自己从这束光上慢慢朝天花板方向延伸，脊柱不断被拉长。然后小心缓慢地利用盆底肌肉去改变光的方向，但身体没有发生移动。尝试控制两个光束：

  - 向前进入膝盖之间。

  - 向左／向右。

  - 交叉向下。

  - 向后。

  - 向后上方（这是最困难的部分，因为你的内层肌肉会被往外带出，得到强化）。

  提示：如果今天还没有办法做到这个练习，明、后天继续就可以了。其实你很快就会发现自己的极限，感到无法继续某个动作或者盆底开始发抖。但这样一来，你可以更好地知道自己的训练状态和需求。另外，这个练习也非常适合在晚上照顾小孩时、商务会议中、火车旅行时进行。当你有空时，请尝试做这个练习。

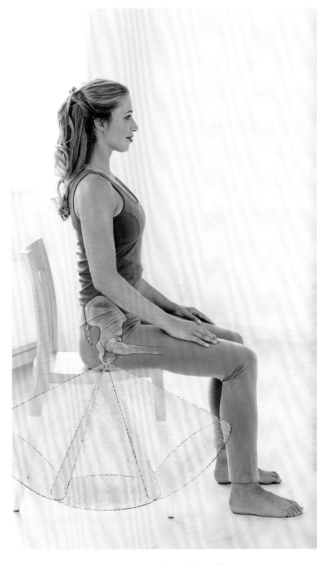

⌃ 你会因为这个练习而更加"光彩照人"

气球练习

● 用力往气球里吹气。你感觉到盆底如何向外拱了吗？下一次尝试时，将手放在盆底处。这其实是盆底的日常活动。盆底必须承受着自上而下的压力。练习的目的在于，你要从此刻开始认识到盆底什么时候在受压，并适当地进行应对。

● 马上再来试一次：轻轻地向气球里吹气，直到它稍微鼓起。同时，盆底以同样的强度向上、向内收缩。然后，再松开。重复这样的吹气动作，直到盆底自然而然地形成反作用力为止。

进阶练习

试着克服起始阻力，继续将气球吹起来，与此同时，盆底进行对抗。

提示：如果你在练习时，发现身体无法保持紧实，那么这项练习的要求就超过了你的肌肉能力。同样，如果你下半身器官患有严重的脱垂，亦是如此。这种情况下，比较推荐的是往合紧的双手里轻轻地吹气。或者采用膝肘卧位练习。另外，在你常待的地方（厨房、办公室等）放一个气球，可以随时练习，直到盆底能自动应激为止。

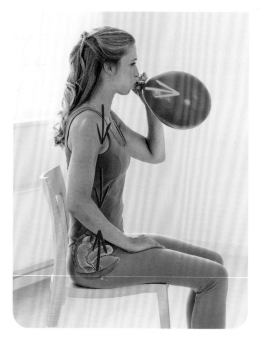

⬆ 盆底反应不正确，无法对抗压力

⬆ 盆底反应正确适当，对抗自上而下的压力，并保持紧实和稳定

稳定的站姿练习

● 双脚分开与髋同宽。感受左、右各5个跖趾关节，将其分开。将重力转移到整个后脚跟，注意不只是脚跟的内侧或外侧缘上。将重力均匀地分配到跖趾关节与后脚跟之间。想象你的内足弓稍微变得"空心"，自己站在两个体重秤上，两边示数一样。将注意力上移至膝盖，同时注意膝盖不会因此受压。来回移动骨盆，感觉像是把"尾巴"向内收起，再往上翘高一般。请在这两个盆底运动中找到一个站立时的中间位置。此时，你的"尾巴"放松地下垂。现在，把你的一只手放在耻骨上，另一只手放在胸骨上。胸骨上抬，拉长腹部，使之与耻骨之间的距离变大。双肩放松，就像倚靠在胸腔上休息。最后再想象着自己头顶被一把皮撅子向上抽起，使直立变得不再那么费劲！我向你保证，一旦你臀部放松，站立时"尾巴"不再内收着，你的盆底就会因此受益！

检查

● 双脚是否均匀受力?

● 膝盖是否受到挤压?

● 平衡的盆底位置在哪里?

● 腹部是否被拉长?

● 双肩是否放松?

● 颈部有无褶皱?

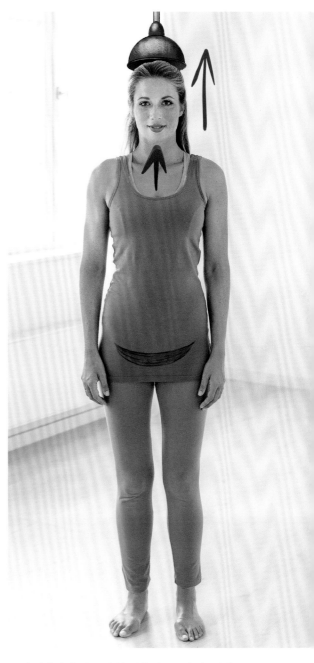

⌃ 请时常去体会双脚的重力分配是如何影响盆底受力的

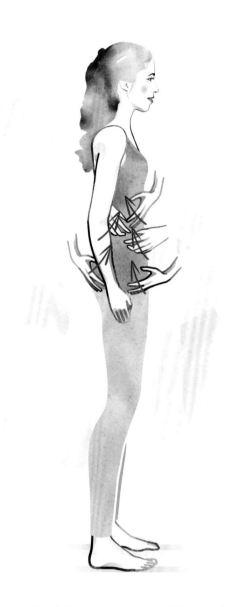

▲ 你身体的哪个区域最需要"辅助之手"？

"握紧脏器"练习

● 再次使用上页所示的正确站姿。并且在练习的过程中保持不变。现在请你想象从四面八方伸出的辅助之手，让你在站立时得到支撑。

● 自下而上托起盆底。

● 从前往上、向内托起腹部脏器。

● 从两侧和内侧维持住脏器。

● 呼吸3次后，想象的手开始握紧你的脏器。试着一起运动！站立也可以这么活跃！这项练习在孕期也特别有好处。你可以想象这些辅助之手从各个角度把胎儿托住。

训练量：重复6次。

进阶练习

继续"握紧脏器"，然后小心地试着将一只脚稍微抬起。可以在身体保持绷紧的状态下完成这个动作吗？

哪怕是行家也会觉得困难

在一次进修培训中，我们对物理治疗师使用超声进行检测，让他们在单脚站立时抬高盆底，观察结果是并非所有人都可以一次做到。即便如此，不断去尝试并学会控制盆底是值得的。无论是排队还是等红绿灯，都有足够时间把脚抬高1 mm。

自行车脚踏板练习

● 仔细观察这张图。想象你的坐骨下面有两个自行车脚踏板。让坐骨像踩自行车那样动起来。动作幅度不需要特别大，小小的活动半径就可以。刚开始时，可能会不太顺畅，越经常尝试，就越能轻松做到。反方向踩也是可以的。让你的

盆底也参与到运动中来。

● 这项练习可以站着完成，当然坐着也可以进行。

提示：下背部不适的话要注意适可而止，因为这个练习会对腰椎下部造成很强的刺激。

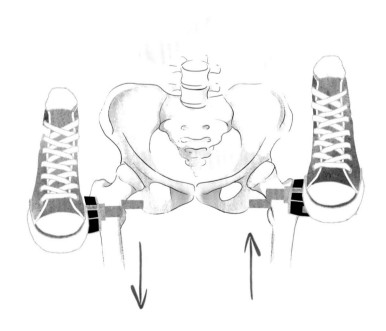

⬆ 灵活的盆底能够帮助获得满足的性生活

"绒毛尾巴"练习

● 再次进入骄傲挺拔的女性姿势。用食指找到你的尾骨，用力按压。现在你就想象着那里已经长出了一条又长又重的、漂亮的"绒毛尾巴"，一直拖到了地上。

● 接着将尾骨稍稍拉起，直到你的腰椎感到些许放松为止。慢慢地由内开始让盆底肌带动"尾巴"，静静地尝试从每个方向移动。想象如果地板布满灰尘，你此刻的清洁半径有多大？

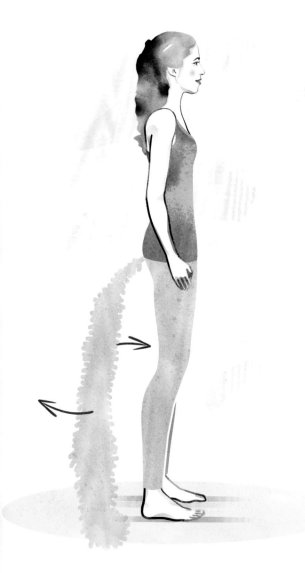

⬥ 在脑海中彻底清扫一遍你的住处

健身球练习

手部制动

- 双手在臀部后面支撑住（如右图）。
- 坐骨向前移动，双手用来制动，保证身体不发生移动。同时盆底要一起参与进来，它可以帮助坐骨进行"铲"的动作。再慢慢释放开，共计10次。
- 双手放在臀部两侧。右侧坐骨压进球中，向左移动，然后右手向右侧下压以抵消坐骨向左侧的运动。10次后，换另一侧进行。

提示：必须看起来像是毫无运动发生一般！保持呼吸的配合！

新闻播报员（不必模仿）

- 坐姿端正，小腿跟大腿垂直，头部、肩膀和双腿不要移动，双手放在大腿上！想象自己是新闻播报员：人们看得到的上身完全保持不动，只有盆底在移动。增加一点压力移动坐骨，盆底先不参与，随后加入下面的动作。
- 向前、向后、向左、向右各6次，绕圈6次，来回各6次。

提示：之后可以在办公室的桌子前练习。双臂放松在桌上，上半身不动，只有骨盆在运动。如果没人发现你在动，那么你就做对了。

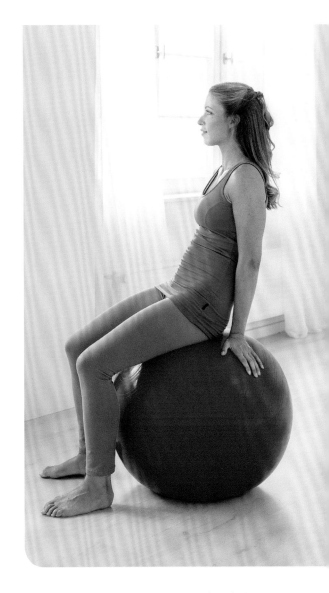

⌃ 充满气的健身球是非常理想的盆底训练辅助工具，因为人们可以在球上很好地感受盆底。要是担心遇到球破裂的问题，可以用球形枕头来替代。每个练习动作至少做10次

» 快缩肌纤维强化训练

快缩肌纤维负责随意运动，又被称作快速运动单位。针对快缩肌纤维的提升其速度能力的训练是十分必要的，特别是当你在咳嗽、打喷嚏、大笑的情况下容易出现难以控制尿流的问题时。尽管我们的盆底本身并不具有大量的快缩肌纤维，但它们仍然是十分重要的。

当膀胱充盈，你能够经受住猛烈的喷嚏的考验吗？想要在蹦床上自由地蹦跳吗？想毫无顾虑地跑步和咳嗽吗？如果答案是肯定的，这就意味着，你要强化盆底肌的速度能力。

如果快缩肌纤维出现功能障碍，你会发现肌肉的应激反应不再敏捷，或肌肉无法快速放松，甚至出现功能不稳定的问题。随着我们的训练，功能障碍的问题会日益改善。这里我只介绍3种不同的练习，这对于快缩肌纤维的训练已经足够了。倘若你还想有更加多样性的练习，可以从其他章节中找到一些侧重于提升敏捷性和速度能力的练习，如"蝴蝶练习"（第51页）和"激光点练习"（第48页）。

拔草练习

● 想象你的眼前是一片美丽的草坪，此时正值初夏，小草还无比鲜嫩翠绿。想象自己光着脚走在上面，或许叶子上面还滚动着凉凉的露水，你开始轻轻地把草茎拔出来——是用你的盆底，而不是手指。

● 首先用你的阴道肌肉"拔草"（可以是拔3次草茎、每次8根），然后用尿道括约肌（拔3次草茎、每次8根），接着用肛门括约肌（拔3次草茎、每次8根）。想象你可以让这些肌肉各自分开来运动。当然，将它们完全分开是不可能的，但是请你尝试着对其有所细分。如果你在训练初期无法调动这些肌肉也没有问题。开始时让肌肉接受想象中的训练就够了。

要点：在这个练习中，臀部也不参与练习。保持臀部放松，让别人观察不到你的动作。练习中也要注意让盆底得到充分的组间休息。

提示：这些"草"之后会继续陪伴着我们，躺着或坐着时，在红绿灯路口站着等候时，甚至听着你喜欢的音乐骑车时都可以做这个练习。

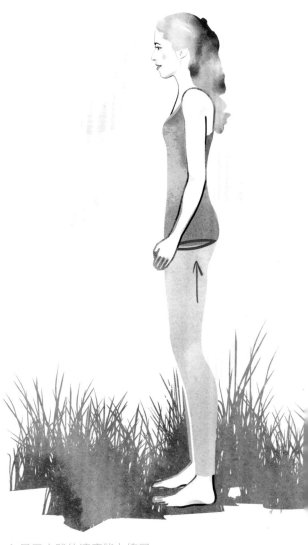

⌃ 易于实践的速度能力练习

变式1：草茎松松地长在土里，你只需出一点力。

变式2：草茎长得很结实，你需要耗费更大力气。

变式3：快速地拔草，慢慢地拔草。

变式4：草茎开始的时候很容易拔动，但最后还需要突然发力将其拔出："搞定！"

变式5：草茎突然变成橡皮，你要把它非常慢地往上拔，再非常慢地松开。

变式

骨盆舞蹈练习

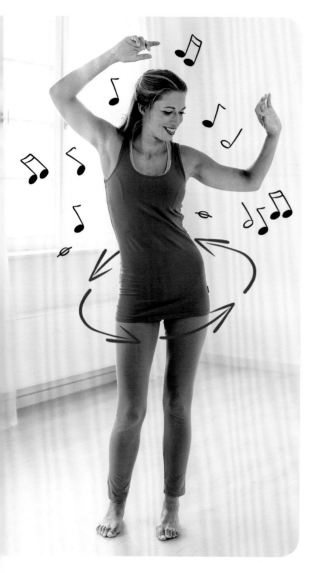

↑ 动起来吧！盆底练习也能很有趣，你可以一边跳舞一边让自己放松下来

- 播放好听的歌曲，让骨盆跳起舞来。想象肚皮舞舞者是如何做到让自己的骨盆独立运动起来的！试着模仿这些舞者。盆底肌在这个过程中会得到良好的血供。努力让自己保持几分钟的训练。同时让上身和双腿保持朝前而尽量不扭转，看起来像没有参与到练习中一样。

- 接着，再次播放同一首歌，只用你的骨盆跳舞。可以做到了吗？然后试着保持一段时间。时而快，时而慢。这项练习非常适合于强化快缩肌纤维，快速而有效。

爆破音练习

● 一只手放在盆底处，响亮地发出英文辅音 [k] 的音。能感受到你的盆底有什么变化吗？现在试着以同样的音量和力度发 [p] 音或者 [t] 音。你是否感到手部的轻微移动？发出爆破音的过程会使腹压急速升高。

● 盆底肌作为呼气运动的辅助肌肉，需要在接收到刺激时做出反射性收缩，尤其是承担闭合功能的快缩肌纤维。将注意力分别集中在尿道口、阴道口以及肛门，然后有意识地辅助这些区域的肌肉完成闭合运动。

● 发 [p] 音时，分别尝试让尿道口、阴道口、肛门其中之一完成闭合各5次。

● 发 [t] 音时，分别尝试让尿道口、阴道口、肛门其中之一完成闭合各5次。

● 发 [k] 音时，分别尝试让尿道口、阴道口、肛门其中之一完成闭合各5次。

提示：如果你出现不舒适的感觉（如没有感到任何反射性收缩或有脱垂感、出现漏尿状况等），仍然应该坚持做这个重要的练习，但要在膝肘体式（第98页）进行。几周后再试着采用坐姿或站姿训练。

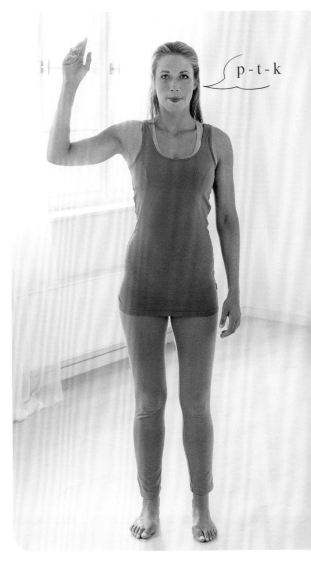

p-t-k

⌃ 发声、横膈膜、盆底：三者有着非常紧密的联系

» 形体训练

物理治疗师特别重视腹部及背部深层肌肉的锻炼。一位盆底专家巧妙地用自行车胎的比喻做出了说明：表层肌肉好比是外胎，深层肌肉则是内胎，二者缺一不可！

女性杂志里面常见的腹肌训练，通常只针对表层肌肉。在这一部分，我们将深度认知深层肌肉并学习训练它们。

深层肌肉的感知和激活

对人体具有重要意义的深层肌肉像身体固有的束腰衣一样，包绕着我们的躯干，深深地附着在腰椎棘突之间，时刻稳定着我们的躯干。

"控制之手"练习能激活深层肌肉，起到有效的强化效果。这个练习能帮助我们得到的是双重好处：一方面盆底将受到更加坚韧的深层肌肉的保护，另一方面，这个练习可以让盆底变得有力量！

"控制之手"练习是每日必练项目！请勤加练习，直到练习动作完全了然于胸。当你牢记"下腹沿内衣扣方向拉紧，并保持脊柱不移动"这一原则后，就可以在各种场合、以任意起始姿势，或是在进行其他健身运动的过程中强化深层肌肉！

在日常生活中多创造一些练习机会，例如刷牙时，站着打电话时，下厨拌沙拉时，等待时或者在常规的腹部、腿部、臀部肌肉训练时。

本书中所有形体训练都能够对深层肌肉进行强化。

提示：强化肌肉要做到让肌肉保持长时间的绷紧状态。不要使用过大的外力让肌肉绷紧，而要用轻缓的、持续的外力，以便肌肉的绷紧状态持续更久。

产褥期和产褥期之后

一开始从盆底感知练习做起，接着做"控制之手"练习（第77页），再做腹斜肌练习（第80页，从变式练习开始），然后是背腹组合练习（第83页）。只有当你的盆底能够主动地支撑时，你才能进行训练。一旦盆底无力支撑向外凸时，就说明当次的训练量已经足够，应在下一次训练时再循序渐进地展开其他的练习。

剖腹产之后的前4周，请按照医院的要求，进行康复训练。如果医院没有给出相关练习，可以试着做一些盆底感知训练（第44页起）。剖腹产4~6周后，你可以开始进行侧卧式预热练习、"控制之手"练习（第77页）、背腹组合练习（第83页）以及腹斜肌练习（第80页），这之后再慢慢地加入其他练习。过程中，注意和缓地训练，不要让伤口感到疼痛。

深层肌肉的训练有助于全方位地康复

深层肌肉的训练甚至比表层肌肉的训练更重要：

- 训练能够改善躯干的稳定性，给练习者带来难以置信的稳定感。
- 训练能够提高控制力。
- 训练能够让外表发生改变：仅仅几周的训练就能塑造有型的腹部线条。

侧卧式预热练习

● 来到稳定的侧卧位，双膝在体前屈曲。上方的手放在耻骨和肚脐之间的下腹位置。

● 首先，让腹部贴近手和练习垫。

● 在下一次呼吸时用力呼气，同时慢慢地向内吸下腹，即肚脐向上、向内，此时背部不产生任何运动。注意腹部的运动从最下方开始，再慢慢向上延展：感觉你的腹部像一块发酵面团，从黏附在手掌上到逐渐从手部脱离。保持下腹收缩，继续平稳地呼吸。"平稳地呼吸"是说，在所有接下来的练习中不再使用腹式呼吸的方式，而可以采用胸式呼吸了。这在训练开始的前几天会比较困难，但它非常重要。

训练量：每次10秒，重复10次（或根据个人情况增加训练量）。

提示：注意保持对下腹的控制！

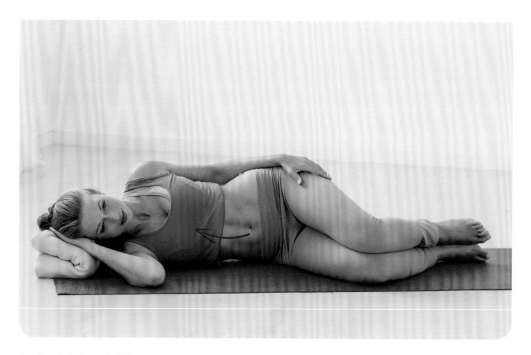

◈ "肚脐向上、向内"是基本原则！这并不意味着要用力地把肚脐向内吸进去，而是让它在练习的过程中保持向内即可。轻轻地收紧肚脐对盆底反而更有好处

"控制之手"练习（日常基础练习）

● 双手支撑在肩膀下方，肘部不要完全打直（肘部不承受巨大压力），手指向前。膝盖位于髋部下方，脊柱舒展，视线落在双手之间。坐骨和头部同时在水平方向向上、向外拉伸！将一只手置于下腹部，这只手我们称之为"控制之手"。不要因为目前松弛的腹部而感到沮丧，很快你就能使你的肌肉变得有力，从而改善腹部的状态！

● 在下一次呼吸时用力呼气，让下腹从手中脱离，由下向上，慢慢地，直到肚脐部位。脊柱在此过程中保持不动。多次重复该动作，直到自己能熟练完成为止。之后，将"控制之手"放到上腹部肋骨之间，感受和确认此处没有随练习动作发生运动，因为只有下腹部参与该练习。只要确认你能做到只让下腹运动，而没有带动脊柱和上腹部发生运动，你就可以让双手一起支撑身体来做这项练习。

训练量：大约10秒（或者2次平缓的呼吸）完成1次练习，重复10次。

提示：一旦你熟悉了这项练习，就可以将"控制之手"放到盆底处。当下腹上抬，你的盆底做何反应？它会自然而然地跟随下腹一起动起来。

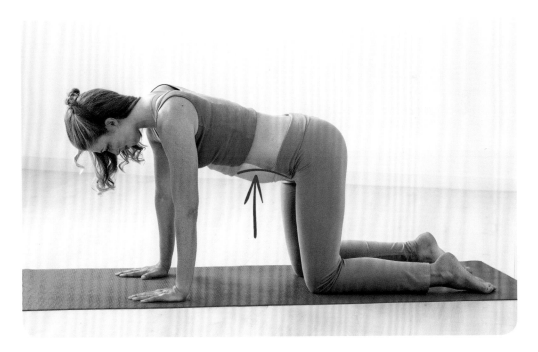

⌃ 在四肢着地时，让腹部克服重力，能够使你的核心区得到强化

"控制之手"进阶练习

练习1：将一侧膝盖抬高1 mm，同时将同侧手掌抬高1 mm。在保持下腹收缩的前提下，将另一侧膝盖伸直、向后伸展腿部。向前伸直同侧手臂。继续保持下腹收缩，弯曲肘部将伸展的手臂和腿收回胸前。回到四肢着地式，两边膝盖都抬高1 mm，保持几秒钟。

这项练习非常困难，即使对于训练有素的肌肉练习者也是个挑战。如果你的手臂和腿部不能完全伸直，否则就无法保持下腹的收缩——这在初期是正常的现象。另外，在练习时要注意配合呼吸！

练习2：请穿着内衣站在一面大镜子前。将双手放在下腹部，让腹部像一块发酵面团一样缓慢地从黏附在手掌上的状态到从手中脱离的状态，下腹自下而上地向上方、后方收缩。不要移动脊柱。也可以将双手直接放在乳房下面的肋骨上，但要保证肋骨在这个过程中不会向两侧打开。

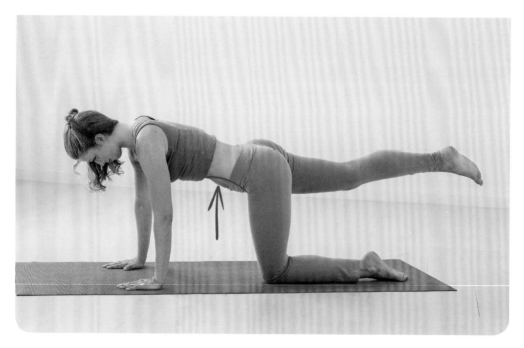

⬆ 稳定盆底的同时，保持下腹收缩，这个动作非常具有挑战性

"全身的奇迹"练习

● 以四肢着地式为起始姿势，让小臂支撑，先将一条腿向后伸长，脚趾踮起，然后轮换另一条腿做相应动作。膝部不要完全绷直！

● 保持平板支撑式，使背部拉长，下腹收缩，进行2~3组呼吸后，膝盖落回地面，下腹放松。

训练量：完成6~10次（根据个人情况增加进阶练习）。

进阶练习

练习1：平板支撑时，将重力分别集中于身体前部、后部、右部、左部。

练习2：平板支撑时，盆底向左上方或右上方拱起。

练习3：平板支撑时，一只脚抬起，腿向上方拉伸，先向右再向左；在这个过程中，必须要注意保持腹部收缩和骨盆位置不动。

提示：由于在这项练习中，下背部肌肉承受了极大的负荷，练习期间我们要配合婴儿伸展式练习（第92页）来拉伸这部分肌肉。

这是一项效果非常显著的练习，它需要众多肌肉的参与。在整个练习过程中，隐形的"控制之手"一直在推动腹部向上、向内收！

如果你无法用标准姿势完成动作，一开始可以先弯着膝盖练习。

提示：请注意让你的腹部保持收缩！

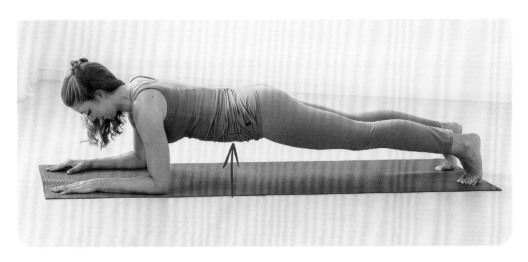

⌃ 没错！几乎所有的肌肉都参与进来了

腹斜肌练习

● 将双腿竖起，然后屈曲着抬高。小腿与大腿呈直角，将左、右脚跟碰到一起，同时让脚趾微微指向外侧。将双手交叉放在脑后，双肘朝外，头部舒适地托放于手中。

● 呼气时，将肚脐向上、向内收紧，双手带动头部抬起，卷腹，当双肩抬离练习垫时，将右肩斜拉向左膝方向。

提示：肘部在整个练习过程中都朝向外侧。

训练量：每组6次（之后8次、10次、12次），做3组。然后换另一侧练习。

变式

变式1：屈膝，脚掌向地面下压。以这个姿势开始练习。

变式2：如果有脱垂或盆底肌膨出的问题，可以在臀部下面放一个大靠垫。

变式3：腹直肌分离或颈部不适的情况下，可以让上身保持躺平，屈曲的双腿向右再向左、交替着运动。

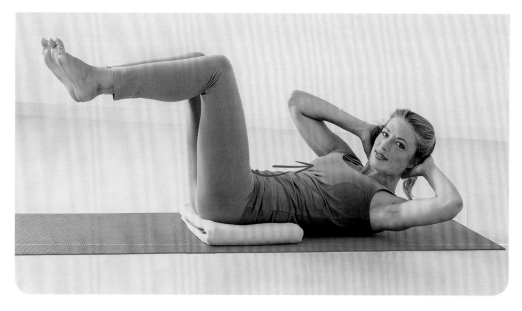

⬆ 感受到肋骨下肌肉的收缩了吧？这证明你做对了

腹直肌练习

● 将双腿竖起，然后屈曲着抬高。让小腿与大腿呈直角，将左、右脚跟碰到一起。双手交叉放在脑后，双肘朝外，头部舒适地托放于手中。

● 呼气时，将肚脐向上、向内收紧，上身朝天花板方向卷起，直到肩胛骨从练习垫上抬离为止。肘部保持朝外。

要点：上身朝天花板运动，而不是朝向膝盖。肘部在整个过程中都保持朝外。

训练量：每组6次（之后8次、10次、12次），做3组。

提示：请注意让你的腹部保持收缩！另外，腹直肌分离者不适合该练习。

变式

变式1：屈膝，脚掌向地面下压，以这个姿势开始练习。

变式2：双腿屈膝置于垫上，一条腿置于另一膝盖上，上方腿的膝盖朝外。

变式3：颈部不适的情况下，屈膝，头部保持平躺，让手臂置于膝盖处施力，注意腹部的收缩。

变式4：如果有盆腔脏器脱垂或膨出的问题，可以在臀部下面放一个大靠垫，以防盆底支撑不住。

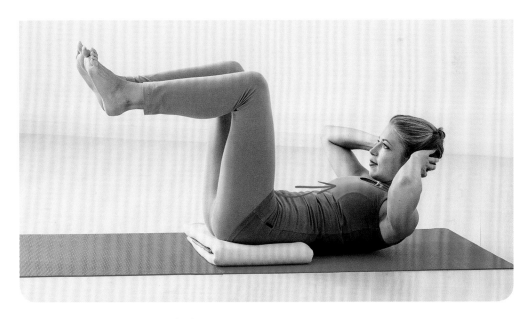

⌃ 练习时要让颈部处于舒适的状态

仰卧腿部拉伸练习

• 双手放在脑后，手肘充分打开，头部舒适地靠在手掌中。

• 左、右腿先后屈曲着抬高。之后让小腿与大腿呈直角。

• 接着，小心地将下腹向上、向内收紧，呼气时，让右腿伸展，与地面呈45°，在这个过程中，你的下腹保持收紧；吸气时，腿部恢复直角状态的屈曲。再换另一侧腿做练习。

训练量：每组6次（之后8次、10次、12次），做3组。

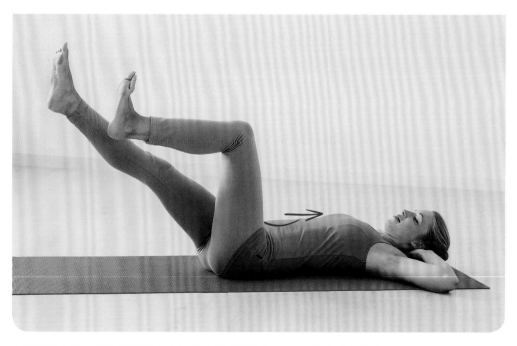

⬆ 不要让你的肩部和手臂肌肉参与（这是"作弊"）…… 要靠腹部发力

背腹组合练习

● 双臂放置呈 U 形，双腿分开与骨盆同宽，双脚平放或脚尖踮起。呼气时，将下腹慢慢向上收紧，同时耻骨向盆底内压。

● 抬起头部，目光向下，颈部不产生褶皱。保持绷紧状态进行2~3组呼吸后，再让头部缓缓置于垫上，解除紧绷感。在

做这个练习和练习变式时，要始终记着"控制之手"（第77页），这样可以让你的盆底得到最佳的稳固。

要点：脊柱不产生运动，臀部也不参与其中！

训练量：重复6次。

提示：注意下腹保持收缩！

变式1：胸围大、哺乳期、产褥期（即子宫的重塑期）的情况下：腹部下面放一个靠垫！

提示：当今时代，俯卧姿势对很多人来说本身就是一个挑战。如果你感到

疼痛（垫了靠垫也无济于事），那么还是先以别的姿势开始练习。

在每次练习之间，利用婴儿伸展式（第92页）动作进行拉伸。

变式

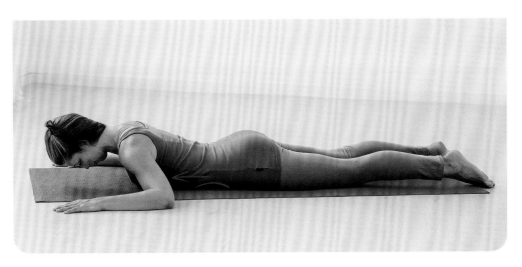

◆ 始终将这项练习与"控制之手"练习相结合

背腹组合进阶练习（一）

练习1：问候背部肌肉

● 以同样的起始姿势，手臂保持U型抬起，肘部打直、手臂往后向腰部触探，直到上臂碰到身体为止。然后将手臂恢复至原来的U形，尝试继续向前伸展，只要下腹和盆底可以做到继续保持收紧。

训练量：每组6次（之后8次、10次、12次），做3组。

练习2：紧实的上臂背面

● 以同样的起始姿势，手臂呈U型抬起后，向后方在髋的两侧伸展。上臂首先紧贴上身，然后弯曲手肘，让拇指向肩膀方向运动。

训练量：每组6次（之后8次、10次、12次），做3组。

提示：保持臀部放松、腹部悬空。

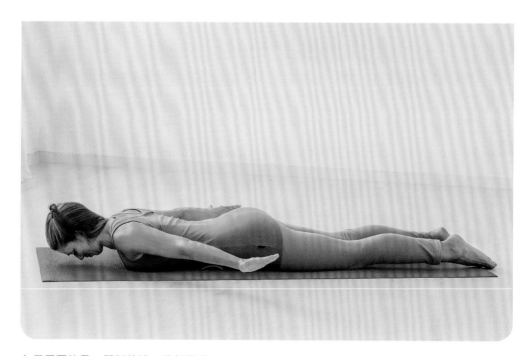

⬙ 最重要的是：臀部放松，腹部悬空

背腹组合进阶练习（二）

练习3：紧实腿部

- 同样从俯卧位开始，双臂呈U形。将身体绷紧（下腹抬起，耻骨内压）。保持躯干不动，右腿抬起几厘米，同时尽量向脚尖方向外推。此过程中，下肢不能外旋。

训练量：一侧做6次（之后8次、10次、12次），做3组，然后换另一侧练习。

提示：有需要的话，这里可以增加一项肛门括约肌的强化训练。腹部收缩时，也要将肛门紧闭（把中指轻轻地放在肛门外周，去感受是否有收缩产生）。腿部抬高时，收缩感会被加强。

练习4：紧实肩胛骨肌肉

- 起始姿势与上述相同，让上臂更贴近上身。呼气时加强收缩（将下腹向后、向上收起，让骨盆变窄），左臂抬离练习垫约2 cm，同时不要使身体的其他部位产生任何的对抗运动。保持2~3组呼吸后，更换另一侧。如果进行顺利，可以同时将双臂抬起练习。

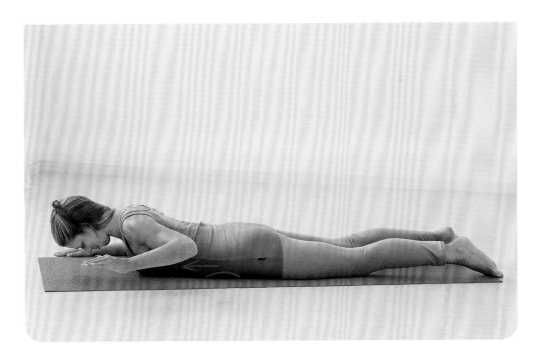

⌃ 这里也要留意：臀部放松了吗？腹部悬空了吗？

美臀练习

- 采用四肢着地式：双手在肩膀下方支撑，不要完全挺直肘部，指尖向前。膝盖位于髋部下方，脊柱拉长，头部在脊柱延长线上，目光落于双手之间。

- 呼气时，像之前一样让腹部肌肉收缩，然后右膝抬离地面，保持下腹收缩的同时，向上抬高右膝，直到髋部也被拉伸。保持屈膝，脚跟朝向天花板。接着，让腿再继续上抬一点。

训练量：一侧做6次（之后8次、10次、12次），做3组，然后换另一侧练习。

变式

变式1：让前臂支撑上身来完成练习。

变式2：练习最后阶段，让伸展的那条腿抬高、再抬高。

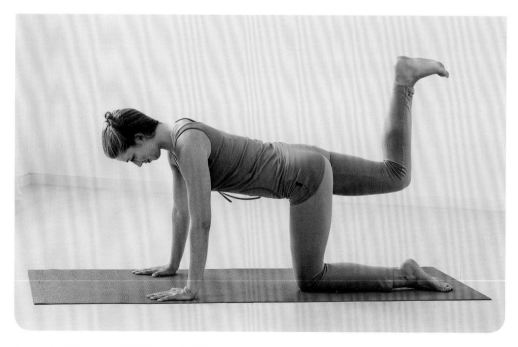

⬆ 付出就有回报——训练通往完美的臀部

侧卧式腿部伸展练习

● 屈臂将头部枕在手掌上，上方的手臂支撑在身体前侧，双腿微微弯曲。髋部与肩膀在同一直线上。呼气时，将下腹收缩，上方的腿向外拉长。保持拉长状态，将腿部向上抬起。脚、膝盖和骨盆保持朝前。

要点：在下腹收紧的情况下，腿部运动幅度不会很大。

训练量：做6次（之后8次、10次或12次），做完3组后，将膝盖收回腹部前，感受肌肉的拉伸。

提示：请注意下腹要保持收缩！

进阶练习

● 充分伸展下方手臂，呼气时身体紧绷，抬高并伸展上方的腿，下方的腿也同样进行伸展，并向上方的腿靠近，直到下面的脚跟触碰到上面的脚跟。将膝盖收回腹部前，感受肌肉的拉伸。

训练量：做6次（之后8次、10次或12次），做完3组后，换另一侧重复这两项练习。

提示：进阶练习不适用于戴髋关节支架者！双腿保持朝前，不要内旋！

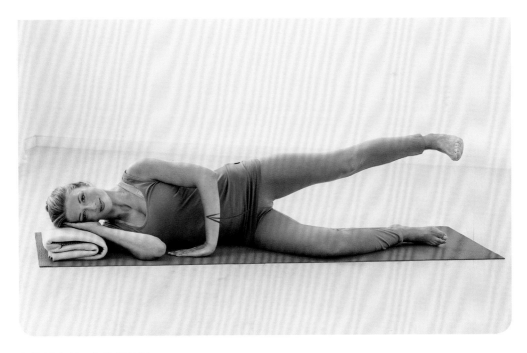

⌃抬腿之前，先将腿拉长

》拉伸训练

从多年的物理治疗经验中，我们发现，盆底功能有障碍的女性大多也都有髋关节不灵活的问题。

灵活自如的髋部并不易得，为此，拉伸髋部周围肌肉，并将练习坚决地融入到日常生活中显得尤为重要。充分拉伸的骨盆、腿部肌肉对于实现强健的盆底功能不可或缺，同时能保证我们不再受腰骶僵化的困扰，让步态变得灵活协调，让身体感到健康舒适，让女性安心地享受毫无疼痛的性生活！其中，髋关节屈肌尤其值得注意。

拉伸训练可以在日常生活中完美地进行，在醒来或入睡前躺在床上时（有些练习也可以在手里拿书的情况下进行）、看电视时、运动前和运动后、打电话时均可。此外，我们也要知道，时不时地将肌肉从日常单一的重复作业中抽离出来，对于肌肉而言是很有益的。

外展练习

● 将双腿紧紧地收回腹部，双手放在膝盖上。平缓地进行吸气和呼气，体会下背部的拉伸。双手轻轻地让髋部向外转动、让双膝朝外，再向内转动。逐渐将动作范围扩大。

● 几次呼吸后，在膝盖朝外（腿部外展）时，请停下来保持住，感受盆底的拉伸。

训练量：缓慢地做6组（外展、内收），然后保持拉伸状态，配合一次深呼吸，让气息抵达下腹部和盆底深处。

提示：当你把双手直接放在大腿后侧时，拉伸的强度会更大。伴随着结束时的深呼吸，想象坐骨缓慢地彼此滑离开来。这项练习对盆底肌痉挛及疼痛问题有明显的改善效果！

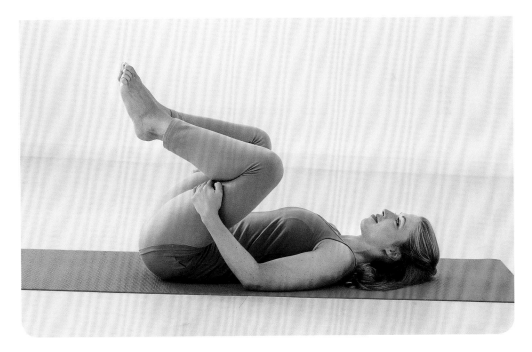

⬆ 请你感受一下，坐骨是如何彼此滑离开来的

腿部伸展练习

● 将左腿拉伸放平。把右腿拉向身体，用双臂抱住大腿，慢慢地把右脚伸向天花板。跟随每次平缓的呼吸，去感受大腿后侧舒适的拉伸感，通过让整个脚掌朝向天花板，加强拉伸感。

训练量：几次呼吸后，换另一侧进行。必要的话，可以多次重复。

变式

● 当你发现大腿后侧肌肉紧张非常严重时，你也可以借助弹力带，使腿部能够更放松地拉伸。将弹力带环绕在上抬的脚上，让膝盖彻底伸直。保持呼吸，在身体无不适的情况下，保持拉伸姿势。

● 如果白天久坐，这项练习也很有帮助。

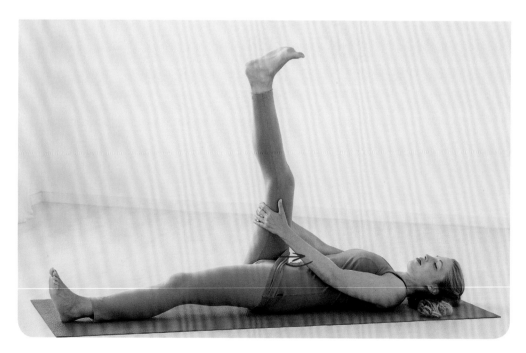

⬆ 如果此刻你的腘窝产生舒适的拉伸感，那就说明动作做对了

腿部外侧拉伸练习

● 这项练习对腿部外侧和肋部有极佳的拉伸效果。

● 双臂打开、呈U形放在体侧。屈膝，脚掌平置于地面，呼气时双腿往左倒下。呼吸若干次、将气流送入右肋部，想象着肋骨随着呼吸舒展和闭合。回到屈膝姿势，换另一侧做练习。

训练量：每侧1~3次。

变式1：左腿完全伸展平放，右腿屈膝立在左膝上，然后右膝向左侧拉。

变式2：手臂向上伸展，完成基础练习动作。

变式3：手臂向身体两侧伸展平放，完成基础练习动作，呼气时双臂继续向两侧伸展。

变式4：如有肩痛的情况，可在手臂下方垫一个靠垫，或将肘部适当向内收回，直到肩部不再感到疼痛。

变式5：如果想让腹部迅速"暖"起来，让双腿来到屈膝姿势，每次呼气时往一侧倒下，吸气时回到中间位置。重复10~12次，腹部要保持收缩。

变式

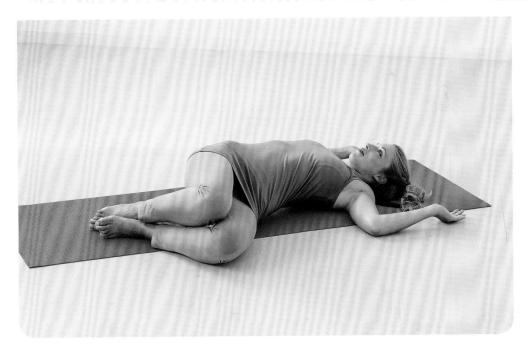

⌃ 这项练习还适用于脊椎错位的病人

婴儿伸展式练习

- 这项练习对下背部和手臂有极佳的拉伸效果。

- 从四肢着地式开始，臀部坐到脚后跟上，双臂保持向前拉长、伸展。

进阶练习

右侧坐骨有意识地与右侧脚后跟尽可能贴近，右手向前移动2 cm。平缓地呼吸4次，然后更换另一侧。

在此基础上，让手臂往左、往右稍加移动几厘米，让肩胛骨也得到拉伸。

变式

变式1：若膝盖不适，可在小腿上方与下方各放一个靠垫。

变式2：若胸围较大，可将膝盖稍微打开，再做拉伸练习。

变式3：若头部不适，可在额头下放一个靠垫。

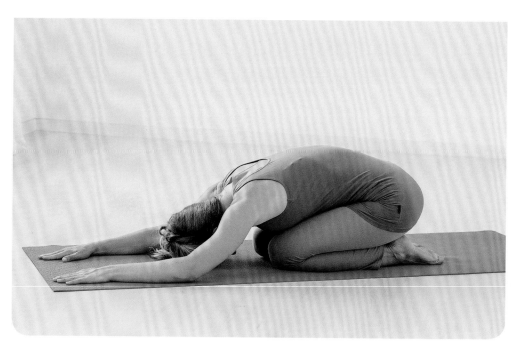

⬆ 放松和拉伸下背部，同时，胸部和手臂也得到了拉伸

坐姿拉伸练习

- 这项练习对于髋关节的旋转肌群特别有益。

- 双腿向前伸展，上身挺直，双手向后支撑。左脚跨过右腿立在右膝旁边。右臂置于左膝外侧。

- 呼气时，上身向左旋转，目光跟随着移动。右手肘同时固定在左膝或左侧大腿外侧。

训练量：若干轮呼吸后，换另外一侧。动作执行期间保持身体的紧绷感。

进阶练习

左侧大腿与右侧小臂互相施以对抗力，保持紧绷状态，经若干次呼吸后，换另外一侧。这项进阶练习会加强训练效果。

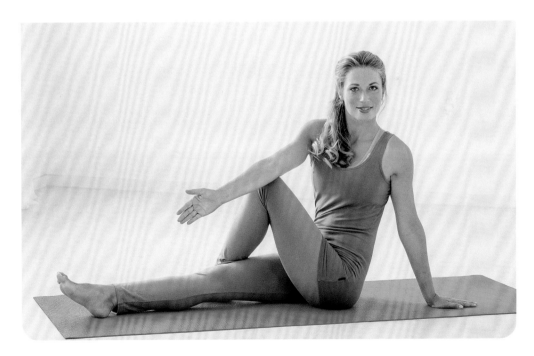

⌃ 感受身体向上延伸

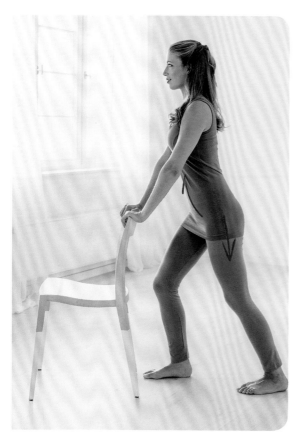

髂内收肌拉伸练习

- 这项练习对髂内收肌的拉伸有极佳的效果。

- 抓紧椅背，左腿以弓步向后一步，同时右膝慢慢屈曲，直到膝盖刚好到达脚尖位置（不能超过）。接着将左侧髋部向前推，同时左脚跟着地，直到左侧的腹股沟和小腿感到被拉伸。请保证骨盆两侧都朝前。

训练量：保持若干次呼吸后，换另一侧。有需要的情况下，可以重复多次。

提示：请注意下腹要保持收缩！

⬆ 日常生活中神奇有效的小练习

变式

变式1：如果没有任何可使用的支撑工具（椅子等），双手可以放松地放在臀部上。在拉伸右髋部时，将右侧前臂靠在墙上或者门框上（手肘不要高于双肩）。这样，紧张、收缩的胸肌（尤其在伏案工作者、推童车和哺乳期的母亲们身上常见）就可以被充分拉伸。请注意拉伸动作要柔和，因为人们一般总是会过度拉伸。沐浴或运动过后的肌肉由于已预热，对其做拉伸的效果最好。

变式2：如果小腿肌肉过度紧张，那么可以让脚跟离地，保证髂内收肌的拉伸效果。然后让耻骨向肚脐方向运动，直到腹股沟明显感到被拉伸。

变式3：这项练习非常适合在日常生活中训练。一只脚向后迈出一小步，就可以感到伸展的腿部这一侧的腹股沟处被拉伸了。

追随双手练习

● 这项练习对于整个背部有极佳的拉伸效果。

● 双膝放松地屈曲。双手松弛地沿着大腿下垂。想象自己的双手很沉重，手臂、肩膀、头部、颈椎、胸椎和腰椎依次放松。双手朝向地面下沉或触碰到地面。腹壁在整个过程负责承重，肚脐保持向上、向内收。充分享受拉伸，若干次呼吸后再慢慢恢复直立。

变式1：如果背部感到不稳，请双手慢慢地贴着双腿向下移动，再慢慢地往回。

变式2：臀部贴在墙上，双脚距墙为一只脚的距离。然后，脊椎一节一节地向下，之后再沿着墙壁向上卷起。

变式3：双手触碰地面时，手部向前移动四步，俯卧撑体位后，做几组俯卧撑，再往回移动四步，最后优美、柔软地恢复直立。这一变式是拉伸训练与力量训练的结合。

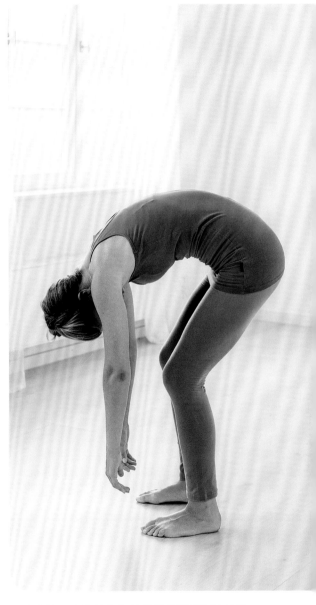

⌃ 这个练习也能让背部的筋膜得到极好的放松

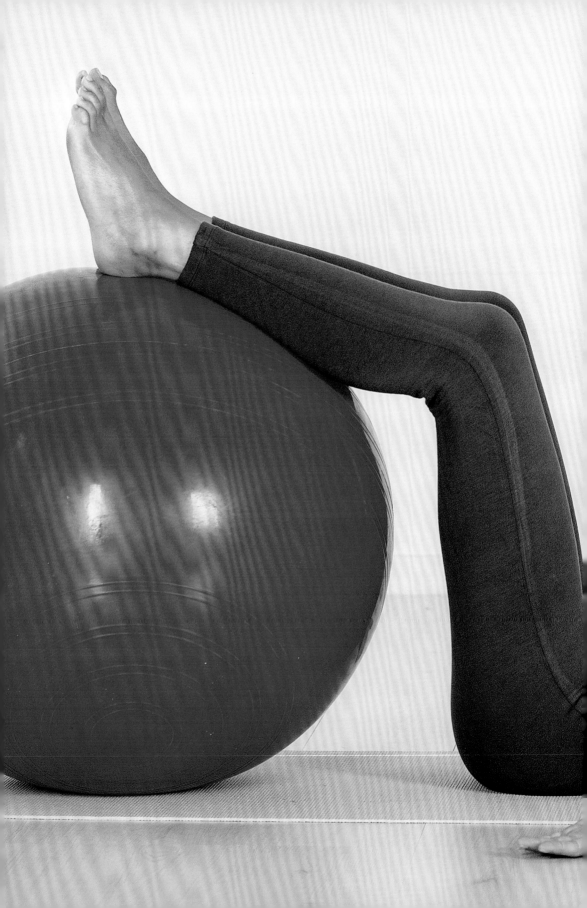

带着保护盆底的意识去生活

盆底肌超负荷工作就会出现损伤。本节的目的在于让读者提前发觉危险的来临。我们在初期要时刻提醒自己养成正确的习惯，之后一切就自然而然了。

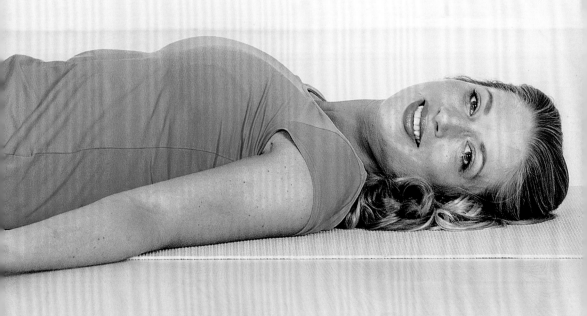

未雨绸缪——
更早关注，更好保护

一个好消息：对于盆底这个脆弱的部位而言，关爱和训练同等重要！要是你某次忘记训练，但这天你对盆底呵护有加，这也是有积极影响的。

在练习部分，你已掌握了锻炼自己盆底的方法，但在每天的生活中，你也需要有意识地时刻记住保护盆底。如果你在日常生活中忽视盆底，总是向它施压，那么再勤恳的锻炼也毫无用处。

提示：如果你是女孩儿的母亲，请尽早把这些建议告诉她！如果她5岁就知道不能坐在马桶上涨红着脸、用力挤压盆底，这对她此后的生活大有裨益。

盆底保健三大"黄金法则"

1. 有保护地承受压力：每次做会使腹压增强（如咳嗽、腹肌训练、搬抬重物等）的动作前，采取保护措施。

2. 激活盆底协同肌肉：让其他肌肉参与辅助（挺直身姿），可以减轻负荷。

3. 负荷越少越好：不要给盆底增加额外的压力（用力上厕所、无保护地推拉重物）。

减负和放松

当你度过疲劳的一天，或者做了重体力活儿，躺在沙发上并不是好的放松办法，你应该找一个让盆底放松的姿势。"散步"练习（第56页）的体式就很合适；或趴在床上，双脚置于床头之上，上半身在下方支撑着，双臂和头部放在小练习垫上休息，以这个姿势拿一本书阅读。

同样不借用外物便可起到放松作用的姿势还有膝肘体式。我们会在此做详细介绍。

膝肘体式

● 头部枕在双手上面或垫一个小枕头。呈跪姿，膝盖分开与骨盆同宽，腹部和后背保持悬空。膝盖可以跪在高一点的枕头上，以加强放松程度。

有些人会戏谑，盆底康复师最希望能24小时都看到每个女性都在保持这个姿势。这当然是夸张的说法，但也从侧面印证了这个姿势对于盆底健康的重要意义。

膝肘体位进阶姿势：下犬式

● 请站立着，双腿分开，脚间距离大于骨盆宽度。膝盖屈曲，双手着地。双手向前移动，直到身体的重量均匀地分配到双手和双脚上。此时，臀部成了身体的最高点。

● 后背微微向上推，使胸椎得到伸展。膝盖可以保持屈曲或者挺直（只有在你具有充分的柔韧性的情况下可以做到挺直）。有意识地让腹部处于向上悬空状态，平缓地吸气和呼气。如果你还想强化拉伸，则可以在这期间随呼吸将两侧臀部分别依次向后移动。

在瑜伽练习中，这个姿势被称作"下犬式"，需四肢着地。这个姿势特别针对的是膝盖、胸椎以及肩膀的拉伸。

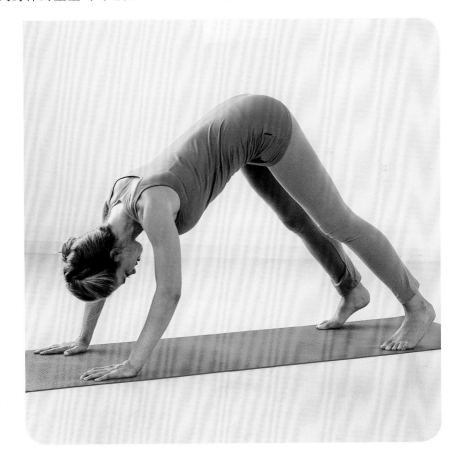

◆▶下犬式：这个练习能拉伸你的整个下背部

科学的营养方案

均衡的膳食可以使我们拥有健康的肠道，同时避免便秘和腹泻，这两者均是使盆底压力增加的绝对因素。便秘会阻碍粪便的排出继而造成伤害；腹泻则对脆弱的肠道黏膜不利，也会使盆底肌因时刻处于"警备"状态而疲劳不堪。饮食要健康，请吃颜色丰富、多种多样的食物：

- 勤吃水果和蔬菜：每天5份水果和蔬菜，最好颜色都不一样。

- 多吃粗粮：许多富含纤维的食物（全麦产品等）可以迅速带来饱腹感，促进肠道蠕动。但是，摄入粗粮的同时需要充足的水分补充。

- 少吃肉类：摄入肉类要节制，每周1~2次鱼肉。

- 低脂肪摄入：植物油优于动物脂肪。

- 少添加糖和盐。

- 非常重要的是：细嚼慢咽！

温和刺激肠道的方法

- 晨起空腹喝一杯水。

- 摄入亚麻籽（或麦麸），与大量的水一起食用。

- 早餐食用酸味水果或果汁。

每增加1千克体重都会让盆底承担更多负荷；反过来，每减少1千克的超标体重，都意味着在帮助你的盆底减负！

良好的饮水习惯

- 每天最少喝1.5 L。

- 喝水、饮茶（草本茶优于红茶），喝咖啡要节制。

- 不喝加糖的果汁。

每天早晨就把今天要喝的1.5 L水摆出来，摆放在办公室或你一直会经过看到的地方（茶用保温壶先煮好，水杯和茶杯都量好容积）！咖啡、茶、巧克力，还有一些治疗高血压的药物（如脱水药和 β 受体阻滞药等）具有增加渴感的作用。请你和你的医生沟通，排查这些因素对饮水的影响。

如果你的饮食习惯已经很健康了，但仍感不适，咨询专业的营养师想必会很有帮助。你可以找医生为你推荐一名好的营养师。

正确的如厕动作

挺直的坐姿是最好的排尿姿势。如果你发现这样不能排尽尿液，可以来回倾斜骨盆几次，再做尝试。每天24小时内正常的排尿次数在6~8次之间。尿急时的排尿量应该超过350 ml。其他相关信息可参阅"理解控制力"那一章的内容（第24页）。

如厕时，我们需要关注下面几则事项：

- 排尿时不需要用力挤出！正常状态应该是自然流出。

- 切记：避免预防性上厕所。

● 养成以下习惯：提裤子的时候要是能同时上提盆底就太好了。这样你一天中就多了6~8次盆底训练的机会。

时间安排

一般在上午吃完早饭后，肠胃就开始运动起来了。利用好这个时机，20~30分钟之后去上厕所。先安排好时间，这样你就不必匆匆忙忙、备感压力了。肠道按这个时间规律排便是可以养成的习惯。你按照规律来预先安排，就不会出现在办事途中不得不强忍便意、迫不得已要"紧闭关口"的情形了。

挤压排便已是过去式

重要的是找到一个位置，可以让盆底

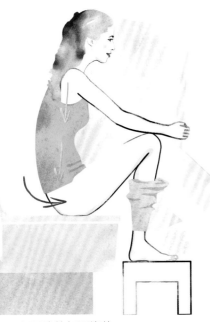

⬆ 正确的如厕姿势

放松，也能让肠道运动向"正确的方向"进行，同时让横膈膜参与辅助。要做到这点，你要使骨盆变圆，尾骨稍向前移，臀部置于马桶内。有些时候，一个小小的脚踏凳可以发挥大作用。这样一来，你的髋部就处于蹲坐状态，环绕肠道的肌肉也就放松开来。要配套常规高度的坐便器，脚踏凳高度应在22 cm左右。请你也放松腹壁。接下来，你可以在呼气时用嘴唇慢慢控制气流，将气流送入微微打开的拳头里，以此使出一点儿力辅助排出粪便，但不能用力挤压！借助一些想象力，比如将肠道想象成滑梯，来理解你的肌肉是如何张弛并腾出空间的。

倘若行不通呢？

快速地吸气，屏住呼吸。将腹部鼓起，腰部稍向外移。从1数到10，用嘴唇轻轻地将气呼出；腰部和腹部保持向外。然后继续正常的呼吸。将以上过程重复4~10次（有需要的话，频次可以增加）。

你也可以时不时地挺直背部向后移动，直到你感觉到腹肌有所反应为止。完成动作有点吃力也不必焦虑。尝试上述呼吸法，从1数到10，同时继续稳定呼吸。接着你再向前倾斜，再向后移动，也进行4~6次（按需增加次数）。腹肌受到的压力能带动肠道内的运动，不需要用力挤压肠道就可以促进肠道的蠕动。

要是这样还是无济于事呢？那么你可

以起身了。没什么比长时间的无效尝试更让人气馁了。请你多喝水，运动起来，让盆底也动起来，过会儿再试一试。无论如何，厕所里放报纸并不会有任何帮助……

对抗突发的膀胱紧张的妙招

膀胱充盈了，附近没有厕所？实际上有很有效的策略，可以应对这种情况而对身体不造成损害。

请来回试验下面各种方法。当你初次尝到成功的喜悦，你会发现自己变得越来越冷静和有安全感。

绑鞋带 上半身前倾算是一种有效的控制尿急的方法。保持上身低俯一会儿，平缓地呼吸！要是你刚好穿着系带鞋，你可以假装擦拭鞋面灰尘、刮鞋底，借此向前俯身。

将压力转移给阴蒂 手指按压阴蒂可以减轻膀胱的紧张感。（可以在大衣里、裤袋里，用手袋在前遮挡，双腿交叉，双腿俯压在椅子靠背或其他固定物上做。）

先深呼吸，然后快速有力地绷紧盆底肌 姑且不管听起来多么像个悖论，但这是可实现的。先好好地深呼吸，3~4次大口呼吸。这样膀胱上面的腹肌就松弛了下来。接着连续试几次把盆底快速地拉紧。可能的话，在尿意尚可忍受之时做上述动作，否则情急之下会更加棘手！例如：在你刚下车看到家门时，你要先站定、深呼吸，快速有力地收缩盆底5~10次，然后再走去家门口。若不这样做，那在掏钥匙的时候，你就已经忍不住要排尿了。还有更简单的方法：在下车前坐在车里，深呼吸、用力收缩盆底5~10次。这样你就可以积极主动地控制住尿急的状况，制止超负荷刺激的持续传递！

嘴里含一块好吃的糖 其实你也不需要真正的糖果，仅想象就足够了。你只需想象着，你的嘴里有一块可口的糖，让舌头有力地四处移动。糖果可能黏在你的上颚或者上牙龈了，你要用舌头把它用力舔下来。这样就会刺激到其他反射区。

你要告诉膀胱：你才是上司 "现在还不是时候！此刻你必须保持冷静，还没轮到你！过会儿，到时候了你才可以开始发力。我现在会让气流进到你内部，让你的肌肉再放松一下！我会把你的括约肌闭紧，使你真正密封着！"

建议：不要建立排尿与水流的联系，因此洗澡时请不要排尿，否则你的大脑最终会以为水流和排尿是一回事。

正确地坐立

你可以在坐着时、站着时为你的盆底做点什么有利的事呢？基本上，所有对背部好的练习都对你的盆底有利。盆底训练同时也是背部训练。

坐着的时候 为了减少盆底、脏器

和后背的压力，你可以做下面的动作：

- 让双脚与骨盆同宽。
- 让双膝和髋部成直角屈曲。
- 让骨盆置于中间，即在双侧坐骨力线交叉的最高点处（位置介于腰椎和骨盆之间），使两侧坐骨受力均匀。
- 让脊柱和头部向上拉长延伸，让椎骨像堆积木一样逐个拔高。

工作中的盆底呵护

请注意对你的工位座椅做恰当调整：椅子的座面牢固，且足够高。挺直地坐在椅子的前1/3，双腿间距离一步之远。膝盖微微朝前。有一句完美的俗语："最好的坐姿永远都是你的下一个坐姿！"也就是说，你要时不时地变换你的姿势，站起来，唤醒盆底，再坐下，至少记着抽空变换姿势。或者偶尔从抽屉里拿出一个小软球，坐上去也是极好的。如此一来，你可以快速地唤醒盆底，可以收缩围绕着小球四周的肌肉，试着将其抬高、吸入，迅速地刺激肌肉。之后给自己短暂的呼吸放松时间：注意让你的腹部和盆底柔软下来，再往里送入空气。

站立的时候 你或许也是那一类让膝盖几乎彻底受压，且骨盆前倾的女性？请你留意一下！骨盆姿势不当，训练也会受影响——你应先改变姿势。如果无法马上做到，你可以试着更加活跃的站立方式，隔一会儿变换一下站姿。当你

站立时，请记得问自己以下几个问题：

- 我的脚是均匀受力的吗？
- 我的膝盖被彻底挤压了吗？
- 骨盆居中吗？
- 我的"尾巴"是翘起来的吗？
- 腹部拉伸了吗？
- 我的肩膀放松了吗？
- 颈部没有皱褶吧？

正确地起身

请激活你盆底的协同部位，否则在站起来的过程中，盆底肌就需要独自承受巨大负荷。因此，许多女性不仅在打喷嚏和蹦跳过程中能察觉盆底功能的薄弱，连起身的过程中也会如此。牢记要从座位面的前1/3起身：让一只脚后退，等身体前倾时，臀部抬离座椅，保持这样的姿势站立片刻，而不是直接站直身体。同时，膝盖保持朝外。请学会让盆底在站起来时一同被上提，或至少不要被下压。摆动的三角形（第61页）和磁铁（第62页）是最有益的练习。你会发现，通过这些练习，你的大腿肌肉会得到极佳的训练。这正是我们保护盆底和背部所需要的。

如果起身的时候容易出现轻微的漏尿，那么请你这样做：等到膀胱差不多满的时候，按照之前介绍的方法从椅子上站起来，再坐下去。发生什么了吗？

接着请你再次尝试，但现在要挺直着，像盆底有块磁铁似地站起。我希望这两个练习能帮助你改善漏尿的状况。

正确地行走

正如活跃的站立一样，活跃的行走也很重要。物理治疗界友好地将这个关键一步描述为"步伐矫健的行走"，即不是一步步"拖着走"，而是充分重视行走的每个过程：

- 脚跟先触地，接着整只脚落下，髋部伸展，整只脚掌快触地时，前脚掌稍微施压抬离地面。

- 上身挺直，脊柱和颈部拉长，手臂自然地随着摆动。此处可以使用图像辅助想象："像女王一般挺拔""俯瞰一望无际的人海"。

注意：不要误信传言，比如认为健康的盆底在走路时都处于收缩的状态。请尽管大胆尝试：将盆底收缩，再步伐矫健地走路——发生了什么？收缩的盆底是无法让你的髋部完全伸展的！在行走时，盆底需要在灵活性和弹性之间切换。

打喷嚏和咳嗽的正确姿势

请站立着，一只手置于盆底前两腿之间的小腹上，然后用力咳嗽。你感受到盆底受到的强大压力了吗？你能理解为

何那些长期患有慢性咳嗽的人也有盆底问题了吗？大多数女性都是因为咳嗽和打喷嚏时出现问题才开始关注自己盆底功能的不足的。为了不让这个压力对盆底造成重大伤害，我们需要有效的手段作抵御。躯干挺直是一大前提！因为只有这样，其他肌肉才能去协助盆底承担负荷。

有效方案——让盆底向内反弹

1. 挺直坐好。
2. 手放在嘴前。
3. 向左肩或右肩后看，上身一起扭转。
4. 咳嗽，同时盆底和下腹向内拉。
5. 结合"控制之手"，再来一次！

下一次咳嗽时，请转向一侧。此时也要注意身体不能弯曲，上身保持伸展。用一只手紧贴下腹或许会有帮助。

弯腰和抬重物的正确姿势

弯腰和抬重物时，我们也要做充足的准备，让盆底得到协助。弯腰和抬重物时，起到支撑作用的有：

- 腹肌和背肌。
- 腿部肌肉。
- 横膈膜。

有效方案——让盆底一起抬高

- 两脚分开，脚间距与骨盆同宽。
- 重物放在两脚之间或紧贴脚前。

● 膝盖屈曲，臀部向后，打开胸腔：拉长上身！

● 借双腿的力量起身。

● 在此过程中，呼气并抬高盆底！这里，可以将盆底想象成用作抬高重物的第三只"手"。

为何要呼气呢？因为横膈膜向上运动，会将盆底一起提高。这非常重要！

在日常生活中注意关爱盆底会给你带来很多的好处！从事研究的物理治疗师在一些女性的阴道中放置了压力测量传感器，用于测量她们日常生活中不同的活动给盆底带来的压力。这些研究已对我们提出的问题和方案予以证实。

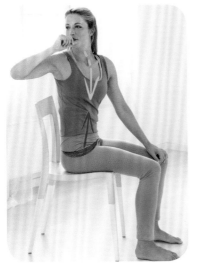
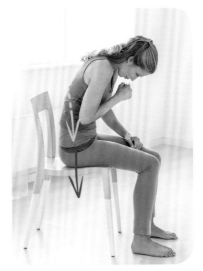
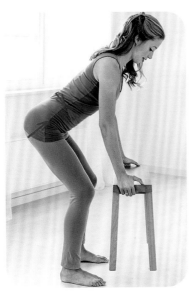
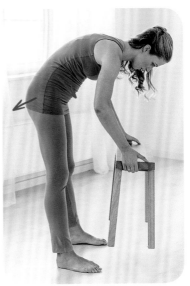

⌃ 抬重物和咳嗽的正确（左半边）、错误（右半边）应对方案

盆底和运动

规律的运动能够改善血液循环和新陈代谢，强化肌肉，使人变得身材苗条、心情愉悦。经研究证明，有规律的耐力训练对盆底问题也有非常正面的影响。

专家们认为运动应该在每个人的日常生活中都占有一席之地。但运动项目的选择应该考虑到既有的疾病，训练量则应根据自身的身体条件做出调整。

保护式训练

盆底保护式训练指的是那些不会对盆底产生冲击负荷的运动。不过，这也因人而异，如果打网球刚巧是你人生的一大乐事，那也不必放弃它，而是要学会在打网球时如何让盆底受到的压力降到最小。

对于盆底功能较弱的人来说，先进行3个月的盆底训练，再逐步开始进行强度递增的网球训练，是很有益的。

球类运动：网球、手球、排球等

跳跃动作和急停动作在这些运动中不可避免，这些动作势必给盆底带来负荷。倘若你的盆底确实有问题，必须如实告知教练。你可以尝试通过另一种不会产生负荷的运动先热身。另外，还有一些降低负荷的方法。以打网球为例，非专业的普通水泥地面给身体带来的负荷尤为严重。相比起来，在有专业涂层的地面上运动更好，这种特殊设计可作为缓冲，降低接球的冲击。结束网球或其他球类运动后，让盆底以放松的姿势（第98页）进行轻柔的拉伸保养。请记得每次训练都要计划拉伸和放松的时间。

奇迹般的盆底呵护：游泳

游泳不仅不会对盆底造成负荷，对整个身体而言都是绝佳的锻炼。当你在水里的时候，还可以做以下尝试：

- 扮演"海草"。仰面躺在水上随其

漂动，不使用手臂和腿。乍一看仿佛毫不用力，但要完成这样的漂浮其实需要深层肌肉的参与！尽管大胆地多试几次吧。你现在已经知道了需要激活哪些肌肉——请参考"握紧脏器"练习（第66页）和"控制之手"练习（第77页）。

● 在蛙泳的时候，充分尝试从盆底开始，将双腿收紧。

● 你也可以在蛙泳过程中，很好地训练肛门括约肌。当你的双腿做伸展动作时，在髋部即将完全打开前先有意识地将肛门收缩，腿部屈曲时再重新恢复放松。游泳训练完成后，再做一下背部的拉伸练习，将双腿收向腹部，并固定在腹部边缘（婴儿伸展式）。

● 在水里高频率地慢跑，最好佩戴手蹼（找泳池工作人员借用或到运动商品店购买），这样手臂会有所辅助。这项练习可以真正作为慢跑的无负荷式的替代训练方法！当然也要注意保持身体向上舒展的状态……

健走：挺直身体、步伐矫健

健走，全称北欧式健走（Nordic Walking），和正常的走路要求一样，我们要挺直身体、步伐矫健！同时，要充分享受髋部有意识的伸展。想象着自己的盆底在这个过程中给予整个身体以支撑。要时不时地集中注意力保持身体的挺拔拉长，时刻记着耻骨与头顶构成的

三角形。你的腹部处于收紧状态，并保持拉长，没有褶皱。请注意迈出去的步子不要太大，否则可能造成拉伤。最关键的是脚后跟触地要小心。声音小，保持轻缓触地。让脚后跟中间受力，而不只是外侧或内缘受力。

一双好鞋是首要条件　请到运动专卖店咨询购买。通常不少于800元（约100欧元）的投资是值得的，因为只有好的鞋子才能让你的双脚得到必要的支撑，能够协助关节以及盆底去缓冲走路时受到的冲击。如果你自己平时就有垫鞋垫的习惯，也可以定制自己的运动鞋垫。另外，必须经常更换运动鞋，就像车胎有磨损就会很危险一样，鞋的磨损也会对关节和盆底造成危害。专家建议，一双鞋最多经历1000 km的"里程"就要被更换，购买新鞋的频率要比人们想象的高得多……你可以计算一下：每周3次×7 km的话，差不多一年后就该换鞋了。

像水鸟般慢跑，悄无声息

你有没有见过水鸟？它们是一群很奇特的小动物，能够"浮"在水的表面运动，不会下沉。当你在跑步的时候，把自己想象成一只水鸟。我们应该学习它们脚步轻快地前进，迈小步而不迈大步。这种缓和的步伐对盆底而言非常有益！当人们听不到你的脚步声，那就在一定程度上证明了，当你的脚底与地面接触

时，盆底所受到的冲击力已得到了控制。为了使盆底的协同肌能共同发挥作用，跑步的过程中要保持上身挺直！此外，上坡和下坡都可能对盆底造成过度的负荷。因此，当你经过这样的路段时，请换成健走。健走和慢跑时一定要多计划一些时间用于开始前的预热、结束时的拉伸，可能的话也要让盆底在适宜的体式（第98页）下放松。

普拉提：精准地执行可确保极佳的训练效果

这项身体训练的重点在于深层肌肉，侧重于强化身体核心的肌肉：盆底肌、腹肌和深层背肌。结合普拉提特殊的呼吸要求，这些肌群在每项练习中都会被锻炼到。普拉提可以在垫上以各式各样的起始体式开始，是一套最具综合性的力量和拉伸训练体系（也包括器械训练）。由于普拉提训练强调深层肌肉的强化，所以正好适用于所有盆底有问题的人，但要注意以下7点：

● 普拉提教练的行业资格准入规则尚不规范，从业者鱼龙混杂。因此，了解教练的履历十分必要！

● 每组参与的人数最好不要超过8个人，这样，教练才能分配出足够的时间去纠正每个人的训练动作。

● 最理想的情况是，你先上一两节课，专门学习正确的呼吸方法、体会普

拉提训练的肌肉收缩方式。

● 认识和接受自己的极限。我们知道一些听起来很吸引人的练习，如"滚动如球"或者"天鹅入水"，实际上完成这些动作要求极强的肌肉协调能力和力量控制能力！我们要充分认识到，哪怕是物理治疗师、舞蹈家和体育老师，要精准地完成普拉提练习，也都面临着巨大的挑战。

● 感受盆底内部的运动。

● 训练中不能造成疼痛！

● 从普拉提预备班或普拉提入门开始。先学习比较简单的预备练习，再配合适中的训练量。这个课程容易坚持下去。

我练了13年的普拉提，现在还无法完成所有练习动作的1/4……原因大概在于，我比别人更易感觉到自己的盆底可承受的负荷的极限。

许多健身馆和康复中心都会配备振动训练器械，甚至在一些咖啡厅里，人们都可以在喝咖啡前在振动训练器械上站10分钟，不必汗流浃背就能使肌肉获得增长。

注意：振动训练器械（如 Galileo® 或 Power Plate®）只能在他人的指导下使用！

振动训练器械究竟是什么作用原理呢？高频率的振动能让肌肉产生反射性收缩。肌肉条件反射地缩短，便能促进肌肉的增长。这对盆底训练的开始阶段特别实用，因为振动有助于帮助人们更

好地感受到肌肉。但是：你不能自己一个人训练，要让物理治疗师（或受训的专业人员）引导你使用器械。试着坐在器械上练习，例如分开双腿，垫上一条卷起来的毛巾，双脚垂放在振动板之前。当盆底在舒适地运动时，请你充分感受自己的盆底。这样可以很好地感受到这一肌群！不同的姿势可以针对不同的训练重点。另外，如有怀孕、器官移植等不适合进行振动训练的因素，要事先咨询清楚，切忌盲目训练！

日常健身：首要任务是让盆底参与其中

当你读了这本书，就会知道关注深层肌肉是重中之重。因此，当你参与其他健身活动时，不管是燃脂课程、增肌课程还是别的课程，如果能够同时附带训练盆底，一定能让训练更高效。传统的腹肌练习也能够起到强化盆底的作用——如果盆底肌不过度负荷的话。以仰卧位做空中蹬车为例，只要保证下腹和盆底在这个过程中不向外拱，训练就是有益的。

瑜伽：小心谨慎、照顾周全的训练

瑜伽有很多不同的流派，但它们的共同点都是全身心投入，身体、思想以及灵魂归为一体。因此而受益的不只是盆底。与普拉提相似的是，瑜伽也有一系列的强化练习和拉伸动作，在一定程度上，对身体有明显的挑战。如果肌肉由于每天的单一负荷而紧张或痉挛，那么开始做这些练习时就必须小心谨慎。这里同样也要注意知道自己的界限在哪里。你要尽可能找一位会把呼吸和肌肉训练结合在一起的瑜伽老师。你要向他问清瑜伽课的目标是什么，因为通常课程目标是不尽相同的。在此之前，你也要考虑好自己想要得到什么。你主要是为了拉伸还是为了力量训练？或者你想在课程训练中找到内心的宁静？如果你想改善盆底问题，却去练了"力量瑜伽"，那就太遗憾了。瑜伽的形式多种多样，如高温瑜伽，训练室的温度设置高于 35℃，为的是让肌肉能变得更加柔韧（适合肌肉紧张、僵化缩短的情况，包括盆底肌在内）。另外还有荷尔蒙瑜伽，是练习形式完全独立的瑜伽流派，可以刺激身体（卵巢、脑垂体、甲状腺）产生的激素（荷尔蒙）。它可以辅助受孕，或者缓解更年期出现的不适。

骑行：压力集中在臀部

调整车座和把手的位置，保证上身挺直、骨盆居中。让压力集中在臀部，两手轻松地支撑。

盆底与性

了解自己的盆底和生殖器，增加它们的供血，获得灵活自如的骨盆以及结实的肌肉：这一切对获得美好的性生活都非常有益。

许多女性在了解盆底肌的过程中，才第一次真正地认识了它的解剖结构。熟悉并训练盆底一方面会带来全新的可能性，如激发肌群、呵护疼痛点，又或者有针对性地刺激兴奋点等；另一方面，对获得良好的性体验也有积极的影响。

各种研究表明，性体验强烈的女性盆底功能可能更佳。现在，有一些大胆的研究致力于反向证明，有针对性的盆底训练能够增强获得性兴奋的能力……

不管怎样，可以确定的是：性兴奋时供血量增加，肌肉收缩，紧接着还有完全的组织放松——万事齐全！

改善性体验的方法有：

- 了解盆底。

- 认知和感知兴奋区以及可能存在的疼痛点。

- 通过盆底训练促进供血和肌肉力量的强化。

- 拉伸盆底、髋部（腰部！）以及腹部的肌群，否则肌肉可能处于过度缩短的状态。

- 疼痛点的触发点疗法（前提是存在疼痛点）。

- 若阴道干涩：每天保养阴道区域，必要时使用润滑啫喱等产品。

- 了解自己的期望，并就这些期望与伴侣沟通。

- 学会积极地利用盆底肌去控制全程，用正确的姿势去呵护兴奋点。

- 调动盆底，配合呼吸。

- 注意应在房事后对阴道区域进行保养。

- 盆底训练也可以帮助男性提升性功能。

深入盆底的发现之旅

很多女性在生育后很长时间都没有性生活，有些人甚至持续了数年这样的状况。我通常把问题最大限度简化，我就说我"只是"身体治疗师。作为身体治疗师，我认为最重要的是自己要了解自己的身体，去感受它，带着目的去使用它。了解和认识能够带来确定感，而确定感在性生活中是至关重要的……

你已经认识了盆底的重要肌肉，那么现在我们聚焦到这个系统的敏感特性上。

除了起主要的支撑作用，盆底还与性生活的体验密切相关。从这一刻起，彻底地认识你的身体吧，这是值得的！

基础 首先介绍的是我们耳熟能详的阴蒂（第112页图）。不过，大多数人不知道它竟是一个庞大的器官。它几乎填充了耻骨和坐骨构成的整个盆底三角形，由海绵体（勃起组织）构成。我们多半只了解它如同豌豆般大小的阴蒂头，它的位置靠前，时常觉得它就像一个兜住前面皮肤的帽子。阴蒂头是阴蒂最为敏感的部分。请不要惊讶：如同阴茎一样，阴蒂也是一个能够勃起的器官，在受到刺激时会充血肿胀。阴蒂有什么作用呢？会让女性舒适、有兴致……

练习 使用一些精油，比如高品质的可可油、杏仁油或橄榄油，开始你的发现之旅。请一边看阴蒂的图片，一边用手指去体会它摸起来感受如何。试着找出哪种方式的触摸让自己最舒服，以及舒服的区域是在哪个位置。记下这些体验，至少要把"对"的位置装进大脑。

大多数女性体验到的"性高潮"——如果她们体验得到——是通过阴蒂刺激而产生的。因此有必要准确地知道这种刺激是什么，并了解是如何做的。同样有必要知道的是，感受是可以学会的，神经末梢会在使用中不断加强传导能力。

进阶练习

G点区域，人们或称之为：斯基恩氏腺、尿道旁腺、雌性前列腺……它的位置可以通过下述方法触及：手指只进入阴道口一点点，然后你可能会在指向腹部的一侧摸到一个柔软突起的、像半个核桃仁的结构，那就是了。通过按摩、揉压或抚触等方式刺激这个位置，你就有可能感受到所谓的阴道"性高潮"。当你哪次特别清晰地感受过这个区域后，你就会知道阴道前壁摸起来如何，而这也具有重大意义，因为大多数女性盆底最薄弱的位置就在这里。

注意：刺激靠近尿道附近的G点区域，你会感到仿佛你需要排尿，但却排不出来。

阴道受刺激而感受到"性高潮"时，出现尿道有液体流出的现象，被称为女性射液。这是完全正常的现象，而并非失禁的症状。

灵活的盆底

尝试着让骨盆从各个起始体式开始运动。首先仰卧，双腿屈曲：骨盆往前、回来，接着旋转，每个方向各10次，如此共20次。然后，来到四肢着地式，再坐下。接下来，站立微曲双腿。为什么要这么做呢？

这个想法源于让·伊夫·德贾丁创建的"性实物"（sexocorporel）理念，我们非常精简地将其总结为完美的性体验是可以习得的。而在他的理念中，灵活的盆底是改善体验的关键。请试验：按照上面所说的起始体式开始做盆底运动的练习，然后勇敢地尝试着将这些轻柔的动作应用到性生活中……此时不要再移动手指去触碰你想要刺激的点，而是让你的手指静止，让盆底运动起来。

建议：有时候找性学家或性治疗师帮忙，是值得推荐的。尤其是当你猜测自己的问题并不单单源自生理，也可能是心理因素或是两性关系时。然而，性治疗师和盆底物理治疗师都有同样的问题：他们在现实世界中比较稀缺。

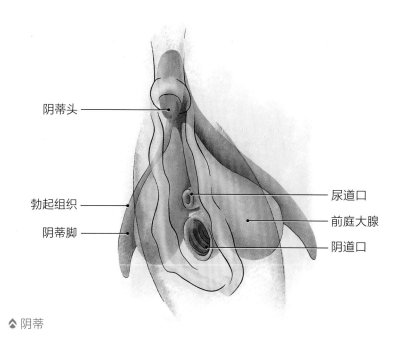

阴蒂头

勃起组织

阴蒂脚

尿道口

前庭大腺

阴道口

⬧ 阴蒂

盆底呵护

请善待你的盆底，好好宠爱它吧。这是盆底应得的，毕竟它每天始终都承担着高强度的工作！因此，你或许也该每天回报盆底一些什么。

盆底：休息！（放松！）

盆底什么时候最放松呢？在"性高潮"之后以及排尿的时候。这种感觉其实每个人都有体会：刚坐到厕所上，裤子脱下"哗"的一下。如果你有孩子的话，你可以观察他们在排尿时的反应。他们看起来是多么开心。你应该每天时不时地让你的盆底体验到放松。坐下来，吸气，呼气，此时脑补这一无比放松的感觉。来回重复几次呼吸。吸气相当于注入力量，呼气相当于释放。到处都可以进行。请学会随时随地唤醒这种感觉！

"冷热交替"

一种改善供血的好方法：准备一块冰块和一块浴巾。仰卧时，将一块厚毛巾放在屁股下面垫着（也可以采用站姿）。拿起冰块在会阴处打圈3次，然后将浴巾浸入温水中，再将之放在下腹部。交替做3次。

"臀部按摩"

在站立的时候，双手取出大量乳霜，用指尖从下缘抓住裸露的臀部。手指打开，从坐骨往上、往外适当用力抚向髂嵴；在这个过程中，允许臀部打开。10次或以上，只要你觉得舒适就行。

震动器

震动器可以帮助放松盆底。比如说你可以直接把震动器放在耻骨或会阴一会儿，充分感受盆底得到的放松，以及如何得到的放松。你也可以试着小心翼翼地用震动器去触碰疼痛点，放置在那里一会儿，直至压力消减。

加热的玉蛋

所有盆底肌肉紧张的情况都可以选择这个辅助治疗的工具。买一个带线的玉蛋，将其放至炉子里或用微波炉加热（注意不要过热！温热即可）。用一些啫喱、乳液或精油将玉蛋放入阴道内，然后在沙发上静躺几分钟……此外，如果你经常患有尿路感染，你可以在尿路感染的早期将之作为热敷的工具，或许会有帮助。不过，在此之前，你务必要去看一下妇科医生或泌尿外科医生。

性生活出现的问题与可能的解决方法

那些来诊所找盆底物理治疗师的女病人常常不是出现失禁问题，而是因为性生活出现了问题。

"阴茎缺失"综合征

"阴茎缺失"综合征指的是阴茎和阴道之间强烈的联系消失了。女性生育一个或多个孩子后，阴道入口会继续保持打开状态，阴道变宽。于是，可能因为缺少重要的摩擦阻力而使阴茎无法勃起和射精。盆底肌训练一方面可以给盆底带来更好的供血，另一方面，阴道肌肉的敏感度也能够得到提升。每天的训练都使肌肉给大脑发送更多的信号。"盆底和大脑信号来往"的重要联系由此建立起来。

当然，训练会让肌肉更加有力量。性兴奋时：

- 生殖器的供血改善了。
- 阴道黏膜变湿润。
- 阴道下 1/3 变紧。

性高潮时相关的肌肉会加剧收缩，既强烈又有节奏。受过训练的肌肉能够使阴道更有力量。

阴道高潮？

阴道高潮不是通过刺激阴蒂来实现的，而是通过刺激阴道前壁上的某个区域实现的，其中就包括 G 点区域。

所谓的 G 点区域，是以医学博士格拉齐伯（Dr. Gräfenberg）的姓氏首字母命名的。它是一种海绵体组织，被认为

是高度敏感的。有些女性能够体验到一种或多种性高潮，而有些女性却无法体验到任何性高潮。我们应树立的观念是：不必刻意强求所谓的性高潮，"性"福生活更不该由能否达到性高潮来定义。相信这样的观念势必有所裨益。

提示：当你感到你的阴道过宽，那么可能要调整自己的体位，不要采用阴道过度张开的仰卧式，可以尝试易于使双腿并拢的侧卧式。通常的实际情况只是女性由于担心自己阴道松弛、无法引发伴侣兴奋而产生心理波动，其实这种心理波动才是更要紧的问题！

当你意识到，一些合适的体位和功能活跃的盆底可以产生积极的影响，不安的心理波动就会平复。缩阴球也能够辅助盆底的训练。题外话：很多来诊所的女病人都会问自己的阴道是否过宽，而实际上真正阴道过宽的情况较少，更多是主观的恐惧罢了。

生育后产生的疼痛

没有准备充分的分娩常常会导致会阴切开、裂开和（或）阴道裂开。由此产生的伤口缝线一般在几周、几个月、几年后仍会造成问题。肿胀、突起的伤疤被触碰时，会感觉硬实而疼痛。请拿一面镜子照一照伤疤。然后拿手指摸一摸，试试能否找到突起或者特别疼痛的位置。试着连续几周每天轻轻地涂抹药膏，如

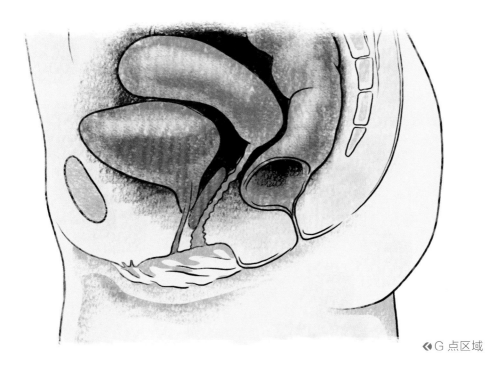

◀ G 点区域

Rescuesalbe® 急救膏、Traumeelsalbe® 消炎膏、顺势疗法祛疤膏或从妇婴用品超市购买的特殊药油等。

沐浴前，进行伤疤按摩

在浴室里，将一只脚抬起，挤一些药膏或药油到大拇指、食指和中指上，大拇指指尖滑入阴道内，使会阴组织在里面的大拇指和外面的手指之间来回滑动。会阴摸起来像软腭，你可以先从这里开始按摩。经过规律的按摩，疼痛点会逐渐地适应按摩。此外，你应该每天进行外展的拉伸练习（第89页）。但你一定要跟妇科医生反馈你的疼痛问题！

提示：月经结束之后，才能进行伤疤处理！

更年期特别提示

更年期受激素变化的影响，阴道可能会变得干涩，阴道黏膜变薄且易撕裂。阴道的湿度下降。请向妇科医生或康复师咨询这个问题，让他们给你恰当的建议。有一些疗效极佳的阴道药油和栓剂，可以帮助护理你的私密区。有时光这些可能还不够，妇科医生还会给你开含雌性激素的药膏和（或）阴道栓剂。另外，润滑啫喱、润滑油（使用避孕套时需谨慎涂抹）或硅基的润滑剂也有帮助。

提示：你每天早晚都要涂抹脸部吗？你是否意识到你的皮肤需要每日呵

护，不然就会很干燥？你的阴道黏膜也是一样的，而且随着年龄的增长（指40岁以上），阴道需要加倍的保养，比如涂抹优质的护理油，并且每天涂2次也不过分。日常阴道护理用品有：

- 高品质的橄榄油。
- 含薰衣草精油或玫瑰精油的常规护理油。
- 石榴籽精华油（昂贵，但有效）。
- 纯维生素 E 护理油。
- 含雌激素的药膏或阴道栓剂（如果皮肤比较敏感的话）。

内部粘连

炎症或手术引起的内部粘连也会造成强烈的痛感；也有女性指出，在性生活中，她们会感到内部深处产生极其难以忍受的疼痛。你务必要跟妇科医生反馈这一问题——解决这类问题是他们的工作！切记要采用对盆底造成最小压力的姿势！

提示：灵活的髋部也是无痛性生活的一大前提。不管怎样，拉伸练习都非常有利！

阴道过紧（阴道痉挛）

阴道肌肉的过度收缩，不仅会使性交变得奇痛难忍，还会使卫生棉条难以放入。肌肉抽搐紧张，无法受意识控制。造成问题的原因比较多样，常常跟自己本身的经历有关。对此有许多不同的处理方法：比如求助于受过心理治疗训练的妇科医生，以及受过专业训练的物理治疗师。

你要有足够的耐心和时间，心平气和地去深入了解盆底这个主题。请仔仔细细地阅读关于解剖结构的说明性文章，观察相关图片。当你准备好了，就可以开始探查你自己的盆底。不需要一上来就触摸。如果你觉得不舒适，或刚开始的时候就是无法做到，那么就不要着急做肌肉测试，而要先从感知训练做起（第44页）。如果你几周只做了同一种练习，也是足够的，你甚至可以在诸多练习中找到适合自己并且带来舒适感的某一个练习。就这样一步一步地进展到下一个练习。在这条漫长的路上，你要有达成目标的信心。除此以外，所有的拉伸练习都是有意义的，尤其是外展练习（第89页）。还有一节对你特别有益，就是上述的盆底呵护（第113页）。如果你因阴道痉挛前来就医，我们会教你如何不让肌肉产生应激性的防御性反射（收缩）。

其实收缩阴道的肌群体积并不大，这是好消息……完成感知练习后，你可以试试前面所述的"深入盆底的发现之旅"，专门讲述骨盆的运动，以及"自我催眠"的练习（第125页）。

当你已经做好准备——觉得这本书的作用有限时，就可以继续获取更多更加细致的帮助！

漏尿的担心

漏尿的原因众多，没人愿意主动谈起，尽管如此，这个问题却无法被忽视。

● 薄弱的盆底功能在性生活中会暴露出来：括约肌无法"封闭"，尿液就会流出。

盆底强化训练通常可以改善这一问题，给你自己和肌肉一些时间。或许在12周之后你就会发现症状得到了一定的改善，但为了取得更好的效果，你可能还要再继续训练12周。

● 有时候，子宫会移动到阻挡尿道的位置，使尿道完全封闭。阴茎的进入会把子宫移向一侧，解除封闭而使尿液流出。这种情况下，最直接的解决办法就是在性生活前将膀胱排空，其次是调整姿势（请勇敢地向妇科医生讲述这个问题）。

与医生探讨这个问题时你就会发现：这个部位的问题多种多样，出现的频率比人们想象的还要高。除了一些疾病和妇科手术因素外，心理因素也会产生一定的影响，如伴侣关系冲突或过往的性伤害等。

生命各阶段的盆底

人类从四肢行走进化为直立行走，随着时间的推移，重力对盆底的影响更加明显。

大多数女性都仅仅是从怀孕才开始关注盆底的。因为正是在这个时候，不够强健的盆底开始表现出它功能不足的征兆。受激素（荷尔蒙）分泌变化的影响，孕期女性身体组织变得松弛，加上胎儿重量的负担，咳嗽、打喷嚏、大笑或蹦跳通常会引起轻微的漏尿、痔疮以及耻骨联合和髂骨疼痛问题。

盆底强化

通常，出现问题时就到了需要开始锻炼盆底的时候了。但是，没有怀孕的女性也会在某个时刻察觉到自己盆底薄弱带来的负面影响。实际上，人们应该意识到，我们可以随时开始做有针对性的盆底训练，而随着年龄的增长，肌肉锻炼也变得越来越有意义。

保护盆底的分娩姿势

"我怎么可能从下面那么小的地方生出一个孩子呀？"许多准妈妈都会这么发问。事实上，盆底本身具有超强的拉伸能力。阴道里的褶皱能像高领毛衣的衣领那样被撑开，因此，产前不必感到焦虑。不同的竖式分娩姿势（四足式、蹲坐式、悬挂式、侧卧式等）都非常适合婴儿的生产，这些姿势能够保护到盆底，同时还能借助重力的作用。为了保护盆底，我们应当提前学习正确的分娩知识（结合呼吸法的学习）：胎儿绝不能被挤压而出，而应该是被推出来的。仰卧式或平躺着打开双腿的姿势是不被推荐的，但在出现手术指征时，这些姿势是必要的。

童年期

通常情况下，在两周岁多，或在三周岁的时候，神经传导通路会生长分化，这能帮助幼儿控制自己的膀胱括约肌。

从这个时候起，儿童们开始充满好奇心地去了解和探索自己的性器官。女孩们可能触摸会阴，或直接将会阴坐到玩具上、单杠上和跷跷板上，如此开始认知和感受这个区域。根据膀胱训练开始时间的不同以及教养方式的不同，孩子们认知该区域的程度也不同。令人庆幸的是，"把手拿开！"以及"没有人这么做！"这样强硬的教导方式如今已经很少见。大人也不会为了省事就教育孩子每两小时上一次厕所。但往往有一些母亲，在孩子的肌肉控制还没发育完善时，就开始让他们学习不穿纸尿裤。此外，孩子们也没被教会正确的如厕姿势。而所有的启蒙书都没提及实则非常重要的盆底肌。

建议：尽早给你的孩子在马桶前放一张脚踏板或小板凳，使孩子的双腿不至于晃在空中。对小孩来说，教导他们学会最佳的蹲坐姿势是很重要的。

青春期

少女们会发现自己的生殖器外观发生了变化，但不管是课本还是青少年杂志都未曾出现过"盆底肌"这一字眼。这一时期，生殖系统处于逐渐完善、趋向成熟的过程中，盆底肌也尚在发育，因此，让少女学会在日常生活中保护盆底是非常有益的。

生育期

这一阶段的盆底肩负着特殊的职责，特别值得你去关注和保护。

孕期

盆底这个概念终于不得不被认知了。最晚也就是这个时候，女性会出于各种原因开始关注自己的盆底。在分娩准备课程中，如果运气好的话，助产医生或物理治疗师会详尽地讲解盆底肌。遗憾的是，由于生育年龄被推迟，大多数女性与盆底的第一次接触时机要比从前晚了近十年。在生育期，她们会学到：

- 盆底的生理解剖特性和功能，感知盆底，包括收缩和放松盆底的方式。
- 孕期对盆底的保护方法。

分娩：相信内在的力量

如今，人们常常看到广告媒体上的

宣传信息，诸如"拯救你爱的通道""微创剖腹产"，市场上也相应地开始供应针对分娩的盆底拉伸器械。

对于这些器械，我们最好保持审慎态度，理由是分娩过程中盆底自然的拉伸就已经足够了！我们的社会应该帮助当代女性重新建立对自己最原始的本能力量的信心。为此，我们应该做到，不再首先建议孕期一切正常的女性选择剖腹产，而是让她们保持冷静，帮助她们踏平顺产道路上的阻碍。每个女人都有与生俱来的内在力量，能在非常特殊的分娩时刻被激发出来，实现自然顺产。大家应该给她们必要的支持，使她们在深受阵痛折磨时，还能够相信这股力量。

孕期的盆底练习

怀孕期间不应当进行盆底强化训练的观念长期存在，但这个观念是错误的！正是在这段时期，我们才更应该锻炼盆底，使其功能实现优化。新的研究清楚地证实了，孕期盆底训练还可以有效地预防失禁问题的发生。

阴道分娩或剖腹产之后

此时，每位女性的盆底都与生育前不同了。剖腹产最需要修复的是腹部的伤口，且盆底肌在生育过程中并没有被拉伸，尽管如此，长达九个月的时间里盆底一直处于负重的状态，并受激素作用

已经变得十分柔软，因此也需要得到恢复和呵护。

如果之前没有计划过剖腹产，手术前还经历了阵痛，那么阵痛已经造成盆底的负荷。因此在产后，盆底也同样需要像腹肌一样被呵护，并进行相应的强化训练。

女性经历阴道分娩后常常有一种被"打开了"的感觉：如果她们敢于面对，可以照一下镜子，会发现阴唇也被打开了。经常感到盆底的位置更向下、盆底更沉重了，有时候会有一种随着身体负荷加剧而压力增加的感觉。如果分娩伴有会阴撕裂或会阴切开，则还需要更久的康复期。

要明白的是，虽然生育后的盆底将不再完全是生育前的状态，但它可以在接下来的几个月内逐步恢复。

盆底恢复期

产后最初的几周最重要的事，就是要采取一些措施，让盆底尽量放松。从尚未出院开始，就可进行俯卧和腹部直立练习（把床升高，站在床侧，上半身俯卧在床上，枕头垫在腹部下方），剖腹产的女性请听从医师建议。女性出院后便可以经常进行非常有助于放松的膝肘体式（第98页）练习，越经常做就越好。

产后最初的几周就可以开始进行腹肌强化练习了！由于功能性的力量强化

练习不会让盆底遭受过度负荷，所以值得推荐。训练要点在于刺激深层肌肉，同时不忽视表层肌肉，尤其是腹斜肌。但是，诸如仰卧起坐等练习，由于杠杆力臂长，会使腹部和盆底被用力向下挤出，所以当然是不合适的练习。

抱孩子：尽可能少抱

此外，产后对于盆底至关重要的一点，还在于学习正确的负重方式、抱孩子姿势、推婴儿车方法以及其他类似的日常动作的执行方式。多数情况下，生育过的母亲在产后前几年都会感到身体特别容易疲劳，甚至不受控——这种状态经常被忽视，甚至是在医学领域也没有对其加以重视。因此，盆底在产后的几年格外容易遭受损伤。女性的身体日复一日承受着负担婴儿的压力，有时候还要承担笨重无比、难以拖拽的童车和安全座椅的负重等。我经常见到一个很典型的场景：年轻的母亲一只手抱着孩子，另一只手上还挂着两个塞满物品的购物袋。这么一来，这位母亲很快就给盆底追加了10~20 kg的重量，而这种状态经常从早持续到晚。对于婴儿背巾我也同样持怀疑态度。尽管这种方式可以让母亲跟宝宝有亲密的身体接触，并且可以解放双手，十分方便，但由于生育给盆底造成了一定的损害，承载脏器的正常"负荷"就足够盆底应付的了。因此，

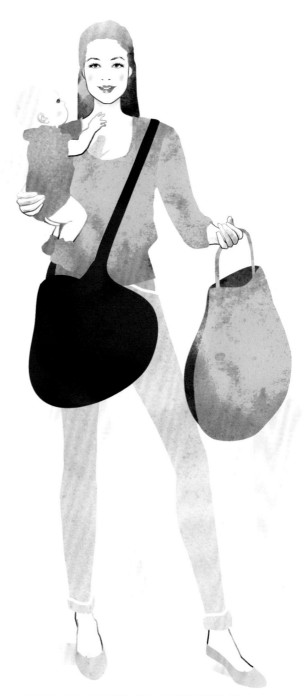

◆ 柔弱的盆底在对抗这些来自典型日常动作中的负荷时，怎么能不受伤呢？

我并不推荐使用背巾。或许初为人母的年轻妈妈出于保持健康的考量，晚上还要去一下健身房，做一做仰卧起坐练习，但实际上这却是弄巧成拙、雪上加霜。

年轻妈妈（和爸爸）在第一个孩子出生的前几年，还经常会在孩子生病时自身同样感染疾病。原因很可能是自己身体虚弱而免疫力下降，所以面对新的病原体时，身体无法有效对抗。反复的感染会加剧盆底问题。咳嗽、打喷嚏、擤鼻涕都会造成极大的冲击力，给盆底带来巨大的负担。

产褥期盆底的呵护和保养

年轻的母亲必须让自己及身边的亲属认识到，产后六周的产褥期是非常重要的。近来我在诊所中比以往都更经常看到，产褥期的意识逐渐被大家从脑海中扫出，女性在产后非常着急地想要回到正常的生活轨道上去。原因可能在于，许多女性生育时年龄偏大，打算更快地返回到工作岗位。万事都被仔仔细细地计划着，包括生育在内，因此一切都必须在产后迅速地恢复运转。

身体康复的必要性就被抛到脑后了。可正是这起初的几周至关重要，所有女性都应给予身体和精神一定的时间去消化和修复生产所带来的身心负荷。休息具有神奇的效果，而且是建立亲密的母子关系所必需的。我们需要给身体自我恢复的机会。

盆底会在生产过程中受到拉伸、承受过多负荷，也常被损伤，因此特别需要放松和被悉心照料：多躺着，或采用放松的姿势休息，同时从产后第一天起就开始一些轻柔的练习，使盆底周围的肌肉在身体恢复的过程中以正确的方式放松和重建功能。

多项研究已经证明，尽早开始产后康复训练可以起到良好的预防失禁的作用。轻柔地刺激盆底肌、腹肌以及背肌可以促进整个身体恢复、伤口愈合过程。

案例分享

产后康复训练不可缺少

伊娜丝，35岁，带着健康问题来到我们诊所。两年前她生下了第一个孩子。运动对她的生活而言一度非常重要，所以她生完孩子几周后就重新开始健身房和户外运动了。每周除了1~2次杠铃训练外，她还会安排2次环绕阿尔斯特湖（此湖沿途是汉堡市风景很漂亮的跑道，长约7 km）的慢跑。

她试图忽略从生育之后一直存在的盆底问题，并相信人们所说的：时间会慢慢改善一切。但渐渐地，她只有保证膀胱和肠道完全清空了，才能出去跑步，尽管如此，在跑的过程中她需要至少小便1次。她的护垫从来都是湿漉漉的，打喷嚏和蹦跳都会给她带来问题。

来就诊时，我看到的是一个身材修长、肌肉匀称的女性。进一步检查肌肉后，我发现她肚脐上下有一道"裂缝"（专业术语为腹直肌分离），盆底肌也呈无力状态，无法快速地收缩。◂

发生了什么？伊娜丝在产后仅仅针对自己的表层肌肉（即肌肉轮廓）进行了训练，而从未有人提醒她关注深层肌肉。她也并没有进行产后康复训练，甚至不知道"盆底肌"这一概念。

接下来的3个月中，伊娜丝首先学会了对盆底的感知、放松、保护以及应激性收缩，此外我们还训练了她的深层肌肉，例如进行"握紧脏器"（第66页），"控制之手"（第77页）等练习。这些练习给她带去了许多乐趣，因为这些练习做起来其实也很有挑战性。

基于我的要求，她这段时间不再慢跑，而是进行北欧式健走训练。3个月的康复训练后她又开始恢复跑步，有意识地放轻手脚，并保持身体挺直。现在她又可以清清爽爽地一跑到底了，只是在黄体期偶尔会换成健走训练。她已经将盆底保护意识烙印在脑海里。

产后盆底康复训练永远不会太晚！不论你的孩子是2岁、4岁、10岁、20岁还是40岁，你都可以开始训练！请相信肌肉的恢复和再生能力。

未育也会有的问题

有的女性尚未生育，即使如此，盆底也可能会带给她们一些困扰。下身原因不明的不适或疼痛、背部疼痛、阴道痉挛、便秘、性交痛以及失禁症状，都可能在未育女性中出现。这些女性病人一般要过很久才会找到自己问题的来源。因为她们误认为盆底问题的根源在于生育，所以自己绝不会是这一患病人群中的一员，所以未能及早就诊。

我也确实在诊所中治疗过由非生育因素带来的负荷所引发的盆底不适的病人。可能的原因有压力、精神紧张、过敏、肌肉使用不当或对不孕不育的不当处理等，此外，肌肉过度绷紧也是常见原因之一。

常见问题之一是盆底痉挛综合征：尽管盆底肌很结实，但还是无法正确发力。这也是盆底功能薄弱的表现：已经处于收缩状态的肌肉无法再充分应对刺激了。

以咳嗽为例，我们就能很好地理解了：咳嗽的压力从上往下作用于盆底。健康、柔软、有弹性的肌肉会闪电般迅速地产生反作用力，使所有的开口保持紧闭。但若盆底肌本身已经紧绷，肌肉就只能产生轻微的反作用力，这样的反作用力不足以带动其他肌肉，无法令开口紧闭。

对所有盆底功能有障碍的人而言，重要的是学会感受肌肉放松时的状态。感知训练（第44页）以及盆底拉伸训练（第88页）是首要的。然后再去呵护你的盆底（第98页）。做这些练习很长一段时间后，才能进行强化训练。在这个过程中，要将注意力集中在括约肌上。这些病人的深层肌肉一般都足够有力了；问题在于括约肌的功能缺陷，病人必须重新学会从外向内地放松及收缩括约肌。轻柔、快速的紧缩在这里至关重要！

盆底疼痛

人们会有盆底疼痛的问题吗？回答是会有，遗憾的是有些甚至还很严重。而且不同位置也可能出现不同的疼痛。此外，这个问题涉及的不只是女性，还有很大一部分的男性。女性的疼痛一般出现在哪里呢？大多数女性的问题都集中在阴道的前1/3处。常见问题包括慢性下腹痛、前庭炎、外阴疼痛、慢性盆腔疼痛综合征（CPPS）、慢性尿道炎等。但众多病症都归于同一个恶性循环：一开始轻微疼痛，之后肌肉变得紧张，进而导致供血不足、免疫力下降，引起真菌感染、尿路感染、膀胱炎等，感染继而引发疼痛，整个过程又从头开始循环。典型之处为：症状的开始源于某次感染。这种情况可使用抗生素或抗真菌药进行治疗。

因为疼痛问题来我的诊所就诊的病人（无论男女），通常其运动模式都很相似。他们站立时臀部紧绷，腹部收紧，双脚朝外，重力分布在脚后跟上。疼痛问题一般更多见的是发生在颈部或头部，在他们身上却反复发生于盆底和腹腔区域。肌肉紧张是心理和生理反应的双重结果，多数情况下，这些区域都存在触发点，可以让专业的物理治疗师或疼痛治疗师加以干预。

你自己还可以做些什么呢？就是寻求帮助。

你是可以寻求帮助的，不必一人默默承受。请先询问全科医生，让医生和你一起想办法。他（她）会决定，向你推荐皮肤科医生、妇科医生还是泌尿外科医生。他们可能向你推荐物理治疗师，但切记始终要找专业的治疗师。

那么，在此之前或在物理治疗过程

中可以做些什么呢？

- 观察自己站立的方式，并改变自己的站姿（第65页）。

- 拉伸你的肌肉（第88页）。

- 将精力投入到"盆底保健"（第113页）这一节，这可以帮助改善你的盆腔供血。

接下来再尝试以下的练习，帮你摆脱原来错误的运动模式。

自我催眠：敏感的盆底

舒适地躺在沙发上。然后想象着下面的画面：

1. 你来到了一家非常棒的温泉酒店，并将在此度过两周无比放松的疗养假期。你仰卧在柔软的火山泥"躺椅"上，盖着被子，尽情放松。

放松地呼吸10次，呼气时将所有的紧张带走。

请注意，想到即将开始两周的疗养项目，你的盆底、腹部和臀部感觉如何？你发现它们开始放松了吗？

2. 你站在一个很窄的过道上，身后的门紧闭着。在你眼前，你看到过道的尽头站着一只壮硕的军犬……你的盆底、腹部和臀部感受如何？它们发生了什么变化？

3. 你躺在加勒比海温暖的沙滩上，感受到湿润的空气拂面而过。每次吸气时，沙子的温度随之进入身体，呼气时暖流舒适地散布在盆腔里。你的盆底、腹部和臀部感受如何？

4. 桑拿之后，冰水浴缸已经准备就绪了，你必须进到冰水中去。你的盆底、腹部和臀部感受如何？

我们为什么要做这些练习呢？我想试着向你展示，盆底和盆底肌肉会产生哪些感觉。我希望你有所体会。然后，你可以选择最喜欢的画面，让它帮助你的盆底放松，或者你可以自己再创造一

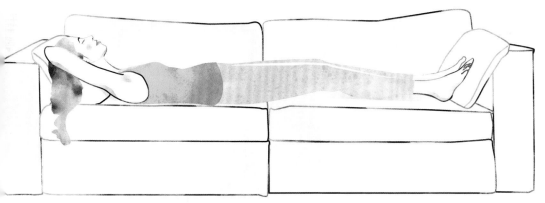

⌃ 自我催眠可以帮助你学会让盆底非常舒适地放松

个画面。你可以随时短暂地召唤这个画面。最好设置一个手机提醒功能或者贴一个便利贴到书桌上、手表上，提醒自己做这个练习。

当然，你也可以更细致地进行这些练习，帮助肌肉去认识和感受不同的刺激，反复练习，你练习得越频繁，就能越快地调动盆底肌使之放松，并且帮助自己驱散疼痛。

更年期

当生育期结束后，盆底区域再次发生变化。这时有可能会出现各种不适的状况。女性体内激素（荷尔蒙）环境发生改变，雌激素分泌不足，导致了尿道和外阴以及阴道黏膜也发生变化。供血能力下降，可能导致黏膜萎缩。皮肤变得更加干燥可能引起瘙痒。阴道的 pH 值也改变了，因而致病菌更容易繁殖、传播，感染的可能性增大。

所有这些因素都会使自控更加困难，关注盆底显得更加重要。医学上将这个状态称为"泌尿生殖老化"；娜塔莉·安吉尔在她的书中把它称为"女性蜕变的仪式"。此时的女性终于可以给自己一些时间了：职业已有成就；如果有孩子，也已经长大成人。她们有无数的可能，在关注自己的身体和精神中受益了。

请利用这个机会，以自然的方式稳定激素（荷尔蒙）平衡！

- 食用富含 Omega-3 脂肪酸的食物，比如鱼类。
- 每天食用一勺亚麻籽油。
- 如果可以的话，每天抽出30分钟练习瑜伽。
- 别忘了盆底呵护（第113页）。

身体的发现之旅

来我诊所的这个年纪的女性总是使我惊喜不断。虽然她们当中的有些人所受到的教育告诉她们，整个生殖区域都是禁区，但是，她们又对自己的身体非常好奇，想知道那里有什么可以进行探索的。如果她们去过物理治疗诊所，那么她们应该都已经走过一条漫长而又艰辛的治疗道路了，也已经敢于讲出她们各自的问题了。

这些女性会全身心地投入练习中，并且享受到难以置信的乐趣，其中有些人还是人生头一回有这样的体验。

在她们再来就诊的时候，所讲述的通常非常令人喜悦。当然令我最高兴的是，时不时能够听到这套盆底训练还有其他未知的"非常神奇"的效果，比如"我先生告诉我，这样的练习也能给他带来好的体验，非常感谢！"之类振奋人心的反馈！

案例分享

更年期改变了盆底

53岁的茱莉亚被她的泌尿外科医生送到我的诊所里来。诊断结果为膀胱过度活跃。

茱莉亚有3个孩子，分别是25岁、22岁和19岁。她的人生新的篇章就要开始了，因为她的小儿子很快也要搬出去生活了。

茱莉亚受以下问题困扰，并且近几年愈演愈烈：她必须不停地上厕所，有时候她还没及时地赶到厕所，就有一小柱尿液喷出，有时甚至是一大股的尿液奔涌而出、浸透内裤，有时尿液里还伴有血液。泌尿外科医生没有找到任何导致这种状况的原因。该如何解释这一现象呢？

我请茱莉亚在接下来的两天填好饮水和排尿记录（第29页）。这时我发现，她白天要上18次厕所，晚上3次。她自己都感到吃惊…… 并且每次排出的尿量只有50 ml，甚至更少。我向她解释如何在接下来的几周内一步一步地改善这个问题，教导她的膀胱要保持"冷静"。先忍耐5分钟，然后10分钟，等等。同时，本书第102页的建议也值得采纳。我还发现，她基本上一直都在喝水。总是隔一会儿就喝一口。这个习惯她也得改变，毕竟每个器官都需要足够的休息。

之后我在交谈中也发现，她总是快速地把尿挤出来，而不是让它自然地流出来。另外，她的黏膜非常干燥敏感，所以我建议她每天晚上用精油涂抹她的阴道黏膜和尿道口，缓解敏感。3个月后一切都得到了改善。茱莉亚上厕所的次数变为10次（尽管还是略多），尿急的信号不再那么频繁，膀胱压力也几乎消失了……虽然见好，但我们仍需努力：有时候这样的生活方式调整要花费的时间很长。即便如此，能持续地看到好的变化总是令人开心！◀

常见问题汇总

在多年的治疗过程中，有一些问题会被反复提出，它们是大多数病人最关注的问题。为了方便大家了解相关信息，我将问题和我的回答总结于此，希望对各位读者有所帮助。

1. 我需要训练多久？

当你结束12周的康复训练，并对自己的肌肉状态感到满意，比如不再疼痛、有了控制力、身体核心充满力量，那么此后你就要保持住这个状态。你从现在开始已经知道盆底在日常生活中何时会承载负荷，如果能相应地提供"保障"，时刻留意咳嗽、抬重物、背重物、运动时对盆底给予保护，那么你就已经成功了一半。我们该明确一点，盆底是女性身体里的薄弱之处，需要特别的呵护和保养，终生如是。

如果可以的话，任何时候都可以做一些适宜的盆底训练。虽然你不需要每天都在垫上练习，但是应该尽可能将这些让盆底焕发活力的练习融入日常生活当中。比如"控制之手"这样的练习（第77页），可以每天做10次，每次练习只需耗时10秒。刷牙、在书桌边站立或者在厨房里做家务时都适合。如果你有运动的习惯，在运动项目允许的情况下，请在里面融入一些盆底练习。这些运动项目包括游泳、骑车以及每种体操训练。如果你选择了其他的运动项目，可以在训练结束之后的拉伸训练中增加一些盆底练习。

肌肉必须得到训练

如果你没有运动的习惯，那么你可以参考本书，为重要的盆底肌制订你个人喜爱的强化训练和拉伸训练方案。适用于其他肌肉的法则，也同样适用于盆底肌：如果你想拥有令人称羡的肌肉，你就需要投入精力训练它！当我们看到上臂或大腿上的肉"软绵绵的"，是否就会想方设法锻炼这些肌肉？遗憾的是，人们很难看到盆底肌，因此往往很难体会到要去训练它的紧迫感。

当你发现盆底训练有了一定的效果，但问题的改善还没有完全满足你的要求时，可以在目前的基础上继续盆底训练。

你肯定能做到每周找出两三天的时间，去执行你的训练方案——无论如何都要坚持每天10次的"控制之手"练习（第77页）。

当你意识到你的不适通过强化训练已经消失，但在几个月或几年后复发了，请重新开始这个康复方案。必要时找一位出色的物理治疗师介入以提供帮助，请不要犹豫！

2. 结束漫长的一天，我觉得腹部和下背部有种强烈的压力感。我该怎么办？

这可能是脏器脱垂的一个征兆（请咨询妇科医生）或者盆底功能减退造成的（请做练习）。脱垂的问题会以压力感的症状表现出来，但也可能引发异物感，比如感到阴道里像有一个乒乓球存在一般。

请尽可能地经常放松你的盆底。并且，要习惯让自己在感到身体疲劳的状

况下，以"膝肘体式"休息：不要直接平躺在沙发上，而是将盆底抬高（第98页）。

如果你想要短暂地放松，可以让你的盆底通过"下犬式"（第99页）这个练习轻松一下。请把放松的时间规划到每日的安排中！此外，要避免任何不必要的负重行为。其实，当孩子们知道自己的妈妈不能够总是抱着他们，否则有损身体健康，他们其实可以出人意料地早早学会自己走路。

还有，提饮料箱这样的事最好由男士来做，他们的盆底与女性的盆底相比，不会如此薄弱。如果周围没有男士，那就把重物分几批拿。不然你的身体可能会因此对你"发出抗议"！

如今，众多新的研究表明，针对脏器脱垂的情况，盆底训练很有成效，有着重大的意义。请特别选择激光点练习（第48页），盆底桥式练习（第55页）；如果你已经解锁了 G 点区域，可以着重关注阴道前壁上提的方法并进行"散步"练习（第56页）。

3. 会阴三度裂伤后，我面临无法控制排气和排便的问题。该怎么办？

研究显示，30% 的女性通过阴道分娩方式生育头胎时，会造成肛门括约肌受损和由于过度拉伸而引发的盆底神经受损。这样一来你就知道了，你不是世

界上唯一受这些问题困扰的人，只是大多数女性不敢讲出来罢了。

基本上，我会推荐所有会阴三度或以上裂伤的女性在产后去寻求专业物理治疗师的帮助，接受康复治疗，以便肌肉可以尽早得到修复和放松，而不是把问题拖到几年之后，致使身体遭受更大损伤。倘若尽早治疗，女性在治疗过程中就不必承受过大的痛苦。此外，虽然我们可以在女性生育保健的各种资料中阅读到会阴三度和四度裂伤的治疗方法，但我们仍然需要从妇科及肛肠科医生那里获得专业的意见和建议。同时也要务必保证消化系统运作良好——这是最重要的。不单是便秘，连腹泻也会令已经受损的括约肌难以承受！

物理治疗的单项治疗有时包含了康复仪器的电刺激治疗方式，这对裂伤的修复也有所帮助。做法是将一个探针放入肛门，放出微电流，让病人学会更好地感受括约肌。"大脑—括约肌—大脑"的这一联系对重新建立良好的肛门控制力尤为重要。病人可以在诊所进行训练，也可将仪器租回家中，在接下来的几个月，自己每天在家利用仪器独立地练习10~20分钟。训练开始阶段只是被动地"通电"，之后可以开启仪器的生物反馈功能。配合中频电流会有良好的治疗效果。另外，米枕练习在训练的过程中可以起到帮助作用。

请不要只检查你盆底的前部，别忘了你的括约肌。最好在浴缸里检查，或站立的时候把一只脚抬高，再用一只手举着镜子。用你的食指，戴上一次性手套去感受，如果感到干涩，请配合使用一些啫喱或乳霜去检查肛周区域。敏感度正常吗？会有疼痛感吗？伤疤愈合的状态如何？用你的小指尖轻轻地滑入肛门。然后请轻柔地闭合。你手指感到收缩力了吗？请针对括约肌做之前详细介绍过的测试（第34页）。此时，你就会更好地了解你的括约肌。同样，你也要把测试结果付诸实践，只需在所有练习中将注意力集中在肛门上，以强化肛门括约肌为重点。请务必缝制一个米枕，并尽可能经常坐在上面（第52页）。另外，健身球练习（第69页）和拉长腿部的练习（第58页）都很好。请记住这里练习的是"迷你肌肉"，是你想要重新唤醒的肌肉。

日常生活不能忽略盆底

生育会对盆底肌的提拉功能造成损害。这样的损害不能够仅通过训练盆底肌而痊愈。我们还应重视训练盆底的协同肌（深层腹肌、背肌和腿部肌肉）以及在日常生活中谨记保护盆底。

4. 医生建议我使用子宫托，是否有必要？

子宫托作为辅助型医疗器具，其形

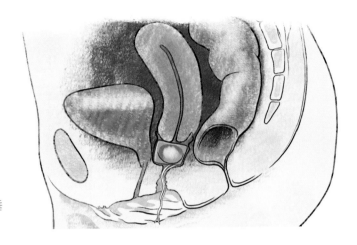

▶️ 子宫托对于缓解脱垂颇为有效

状多种多样（喇叭形、环形、蘑菇形、摇篮形等），材料不一（硅橡胶、硬质胶等）。一般早上的时候把它放进阴道，晚上再取出，也可以只在运动及高强度负荷时或黄体期佩戴。环形托可以封紧膀胱颈部，缓解脱垂；蘑菇形托则可以紧紧地吸附在阴道壁上，将子宫上托。

如此一来，子宫就可以保持在盆底上方，盆底也能更好地发挥功能。子宫托的位置应由妇科医生帮忙调整。在身体处于放松的起始姿势时，由医生放入，从而保证脱垂的器官可以准确地复位。但它们也只适用于盆底损伤较轻的情况，否则会造成子宫托的滑出。此外，子宫也不能脱垂得太严重，否则会导致尿道受到压迫而关闭，而子宫托会抬高子宫，使得尿道压迫被解除，这样反而正好促发了失禁。

子宫托通常可以改善脱垂问题，不仅适用于年长的女性，也适用于面临失禁问题但不打算手术的年轻女性。

案例分享

产后膀胱脱垂

安娜是一名40岁的医生，8周前快速（专业术语是"急产"）、消耗巨大地生下了她的第3个孩子，自此便出现了膀胱脱垂的问题。只要稍微站的时间久一点，双腿之间就会冲出某种异物（这里指的是膀胱，但也常常可能是子宫）。她根本无法走得稍微快点，运动就想都别想了，这使她诊治病人和为人母的日常活动均难以完成。

整个生殖区域感觉像是有道伤口，并伴有疼痛。安娜心力交瘁、精神不振。她的妇科医生给了她两个选择：完成3个月的物理治疗或者接受脱垂手术。于是安娜找到了我。我们一开始考虑的是如何调整她的日常生活，使她可以时不时地切换到放松的姿势。比如说在检查病人之间稍事休息，午间可以找个保姆看护，让保姆替她步行一大段路去接孩子，以及躺着喂母乳。然后再学会感知盆底，轻缓地收缩，以及注意抱起孩子的同时不伤害到盆底等。

收缩盆底肌时她感受到了异物的干扰。和她的妇科医生共同讨论后，我们考虑使用子宫托来解决。之后安娜就戴着子宫托练习。她的日常生活质量明显提高了，她终于可以在练习的时候感受到自己的盆底肌了。

在12次看诊练习之后，安娜觉得状态已经很好了，可以自己一个人继续练习下去。3个月后，她打电话告诉我，她现在就只在比较劳累的情况下以及运动的时候需要用子宫托。我们约了阴道肌肉检查，发现检查结果几乎和正常值相同。即便如此，安娜还是不间断地保持练习，并且她人生第一次开始注意让自己有规律地放松。◀

5. 我的痔疮问题非常严重，肛肠科医生建议我做盆底训练——两者有什么关系呢？

有一句俗话说道"便秘都是自己造成的！"除了括约肌外，锁紧直肠"不漏粪"的还有耻骨直肠肌，由所谓的小的痔静脉丛构成。许多人在生活中慢慢养成了用力排便的习惯。这样就会使这些痔静脉丛隆起，超出正常的范围后，就会脱出。造成痔疮的原因有很多种，通过盆底训练可以让人感知紧缩和放松的状态。而肌肉放松是排便的基本前提，再加上粗粮纤维膳食、辅助排便工具、

避免用力排便，配合正确的如厕姿势（第100页），就可以在放松状态下完成排便。因此，对于痔疮问题而言，盆底训练极富意义。

6. 生完孩子后，我就立刻恢复运动了。身体恢复到了原来的样子，只是晚上的时候我的肚子看起来好像怀胎六个月一样！

这已经成为一种现象了，我常常在诊所里看到许多产后锻炼的女性为此感到沮丧。一个原因在于，她们的锻炼只停留在改善表层的肌肉（如仰卧起坐、

仰卧单车、有氧运动、莱美踏板运动等），深层肌肉毫无进展。

一旦一天结束，支撑身体的力量减弱了，问题显现出来：裤子变紧了，肚子看起来一点都不好看。或许当你触碰肚子的时候，还会发现在肚脐上下有一个缝隙（此处在怀孕期间是一道棕色的线）。这个裂缝被称为腹直肌分离，产生的原因是产后被扩大延伸的腹肌没有重新靠拢回到原来的位置。

该怎么办呢？请将注意力集中在深层肌肉上。加大形体训练部分（第74页）中练习的强度，至少做10次10秒"握紧脏器"练习（第66页）。至于肌肉运动，有教练给予正确指导的普拉提就很理想。另外，利用飞力士棒进行振动训练（Flexibar®, Staby®等类似器材）也无比适合。飞力士棒是一根细长棒子，两端附有一定重量的砝码。可以从不同的起始姿势做振动练习，但身体必须保持稳定。如果你在练习之后，难以保持平衡或感到背痛，那么你要找妇科医生看看你的腹部，询问理疗是否有用。

7. 到底什么医生负责治疗我的问题？

基本上，是由全科医生、内科医生、妇科医生、泌尿外科医生以及肛肠科医生来负责。但重要的还是你要敢于说出你可能的盆底问题，并向医生咨询。2004年，一项把由我医治的女病人作为问卷调查对象的研究显示，40%的女性是出于自己的意愿来找我看病的。她们通过上网检索、朋友推荐或助产医生建议，才获得了解决问题的可能渠道。

据国际妇女健康联盟（WHC）的调查报告，25岁的女性中，每5个就有1个出现盆底问题——包括生育和未生育的！肌肉缺陷没有什么可尴尬的。要是大腿肌肉松弛，我们不会觉得尴尬，那么盆底问题亦然。所以，大胆向医生讲出你的问题来，并去获取治疗的信息。

8. 如何看待生物反馈治疗仪、盆底训练师、缩阴球等？

市面上所有的生物反馈治疗仪都有一个基本缺陷，就是臀部肌肉参与其中时，它们还是能反应。这就意味着，在使用之前必须要学会独立地收缩盆底。除此以外，很重要的是治疗仪能显示放松阶段。不然，人们就有可能使肌肉收缩时间过久，而在中间没有留足够的时间来休息和放松。

器械分为机械类的器材（Come®；Epi-no®）和电子或电源驱动的设备（Myself®，也有一些医生处方开的器材）基本上工作原理相同，不同的是前者靠传感器上下移动，而后者则靠电源进行驱动。我认为，比起躺在仪器上，更有意义的是从不同的起始体式开始进行最多样的盆底肌练习。

如果你属于难以自行触碰盆底肌的人群，那么这样的辅助工具可以帮你感知盆底（也适用于在分娩过程中的神经刺激）。最有价值的生物反馈器材（此处的生物反馈即自然的回应）其实是镜面像，你可以时常用镜子看看盆底是否在收缩的时候有所移动；手指也非常有帮助，因为手指可以通过触摸感受变化。

多余的重物只是徒增负担。对于所有的阴道哑铃（有各种不同的大小和重量），我个人认为作用有限，因为我经常看到它们大多数只是多余的重物罢了，悬挂在阴道里或被痉挛般地紧紧固定，为的只是不让它掉下来。同时，阴道哑铃又难以保证肌肉能得到足够的放松。此外，收缩阴道的肌肉事实上只是盆底的一小部分。

市面上最古老的辅助工具要数缩阴球，也称作 Rin-No-Tama（更新潮的叫法是智能球）。可以将其放入阴道内，再来来回回地移动。与阴道哑铃相比，它的优点在于能够让整个盆底更加动态地运动起来。请尝试配合缩阴球进行"骨盆舞蹈练习"（第72页）。但是缩阴球也不能整天使用，而只能偶尔放入。通过与缩阴球的互动，人们会体会到，原来我们身体深处也有肌肉存在。你可以在

专营店购买或者网购，近年来一些药店也会售卖这种器材。

9. 医生给我开了一些药。我要服用它们吗？

有效治疗盆底问题的药物种类有很多，其中最常见的就是雌激素了，其主要作用是为了补充人体不足的雌激素，尤其是当女性进入雌激素分泌减少的更年期后。而这之前，我们女性也会在黄体期或哺乳期感受到雌激素不足。

雌激素不足会导致在泌尿生殖系统中的组织供血减少，黏膜萎缩及变薄、变干，膀胱括约肌的松弛、萎缩。常见症状有阴道干燥、瘙痒，性交痛，频繁的尿路感染等。通常富含雌激素的药膏或栓剂可以改善和缓解这些症状。口服的雌激素，即用于吞服的药片，由于它可能产生副作用，加上对盆底问题的疗效好坏未知，我们需要谨慎地权衡是否使用。跟妇科医生将情况讲述清楚，这会很有帮助。

不过，使用含有雌激素的药膏不易引起副作用，至少目前还没有明确发现。

此外，还有许多通过中枢神经对压力性尿失禁和急迫性尿失禁进行治疗的药物（抗胆碱药物、解痉类药物、抗抑郁药物等）。由于这些药物可能对部分人群产生强烈的副作用，我们应该首先尝试所有的保守治疗方法——强化功能的

物理治疗和正确的饮水和排尿习惯（第28页），这些都无效后再考虑此类药物。同时，市面上也有很多能够舒缓膀胱肌肉紧张状态的草本药物，它们可以帮助提高膀胱的储尿能力（南瓜、黄花等）。传统中医也提供了很多治疗的可能性。

10. 生完孩子之后，我的阴道里常常有气体逃窜，这些气体是哪里来的？

或许你听说过百褶布。它有很多小小的可以铺开的褶子。我们的阴道也是这样的构造。阴道分娩后一段时间，里面的褶子才会重新回到规整的状态。当阴道开口略微变大张开，就容易纳入空气，气体再次排出的时候就会发出很响亮的声音。

请记住助产医生们说的一条规律：十月怀胎，十月恢复！修复的过程持续的时间至少这么长。据我20年的盆底治疗经验，个人觉得大约应该需要2年的康复期，这2年可以改变很多。例如，上述阴吹问题就可以通过盆底训练更快地解决。

11. 因为我有严重的失禁问题，医生建议我摘除子宫。我应该采纳他的意见吗？

如果只是因为子宫造成了失禁或让下腹产生令人反感的压力感而需要摘除子宫，那么无论如何一定要先做所有别的尝试。这意味着基本的尿动力检查，可能还包括后续的饮水排尿训练（第28页）、子宫托治疗、药物治疗，以及必不可少的3~6个月专业物理治疗师指导的盆底训练。只有当所有上述方法都无济于事的时候，子宫摘除才是正确的选择。在任何情况下，都应该多听几个医生的意见。对于子宫在女性身体里到底有多么重要，我们总是不断有新的发现。人们常常都是在手术之后才意识到身体里少了一块"基石"，这会产生巨大影响，包括身体上的和精神上的。但倘若是重大的子宫疾病，那就另当别论。无论如何，一旦手术，之后必须要接受物理治疗。需要注意的是，子宫摘除手术还是引发脏器脱垂的主要原因。

12. 我被诊断为急迫性尿失禁。这是什么病？

这里的问题不在于括约肌异常，而是膀胱肌肉过度活跃。另一种说法是膀胱激惹。有这类问题的人常常突然感到强烈的尿意，如果没有及时找到厕所，就会发生漏尿，并且尿液不是滴渗出来的，而是奔涌而出。

这种情况下，医生首先会排除感染或神经病因。（其次，需要病人尝试咨询物理治疗师，学会规律饮水及膀胱的训练、改变日常行为方式、放松肌肉和学会缓解尿急的方法，或配合服用药物）。所有的感知训练（第44页起）在此都很重要，尤其是里面提到的针对尿急的建议（第102页）。我们也常看到急迫性尿失禁和压力性尿失禁（亦称负荷性尿失禁）并发的情况，后者是因为腹压升高，膀胱括约肌力量不足以保持"密封"。这就要求人们必须结合多种手段进行治疗。

我的经验是，尿急时有3个步骤，会让效果立竿见影。首先，不要惊慌，你是身体的领导。保持躺着、坐着或站着，不要撒腿就跑。其次，快速用力地收缩盆底5~10次，然后再平静地向腹内吸气。重要的是：这些招数当然要先在"无压力"的情况下勤加练习，这样紧急的时候才可以立刻派上用场！

13. 我总是有规律地进行练习，期间也有了明显好转的感觉。虽然如此，我仍然无法重新开始慢跑，因为跑的时候还是有尿滴出。但我很喜欢跑步，跑步对我而言就是最好的放松方式。我该怎么办？

请做以下尝试：拿一个卫生棉条，在其末端涂抹一些皮肤修复膏或类似药膏（Bepanthen）。把棉条正常地放入，再试着去慢跑。这种方法帮助很多女性解决了问题，因为这样尿道可以从后面被稳定住。如果对你有效，你还可以购买专门的失禁棉条（contam），或试试子宫托。具体信息请向妇科医生或盆底物理治疗师咨询。

附录

扩展阅读

Angier, Natalie: **Eine intime Geographie des weiblichen Körpers**. Goldmann Verlag, München 2002

Franklin, Eric: **Beckenboden Power**. Kösel Verlag, München 2002

Li, Christine, Ulja Krautwald: **Der Weg der Kaiserin: Wie Frauen die alten chinesischen Geheimnisse weiblicher Lust und Macht für sich entdecken**. Knaur Verlag, München 2005

Rodrigues, Dinah: **Hormonyoga**. Schirner Verlag, Darmstadt 2005

Widmer, Regine; Jahn, Ruth: **Wechseljahre natürlich begleitet: Sorgenfrei trotz Wallungen und Co.**, Beobachter Verlag, 2011

Ann Marlen Henning & Tina Brmer-Olszewski: **Make Love**, Goldmann Verlag 2017

Ann Marlen Hennig & Anika von Keiser. **Make more love**, Rogner & Bernhard Verlag 2014

医学图谱

Netter, Frank: **Atlas der Anatomie des Menschen**. Thieme Verlag, Stuttgart 2011

Schünke, Michael; Schulte, Erik u. Schumacher, Udo: **Prometheus Lernatlas der Anatomie: Allgemeine Anatomie und Bewegungssystem**. Thieme Verlag, Stuttgart 2011

Schünke, Michael; Schulte, Erik u. Schumacher, Udo: **Prometheus Lernatlas der Anatomie: Innere Organe**. Thieme Verlag, Stuttgart 2015

适合助产士和医生阅读的参考书

Heller, Angela: **Nach der Geburt. Wochenbett und Rückbildung**. Thieme Verlag, Stuttgart 2015

Henscher, Ulla; Hüter-Becker, Antje: **Physiotherapie in der Gynäkologie**. Thieme Verlag, Stuttgart 2012

Tanzberger, Renate: **Der Beckenboden-Funktion, Anpassung und Therapie**: Das Tanzberger-Konzept®. Urban & Fischer Verlag, München 2013

Carriere, Beate: **Beckenboden**. Thieme Verlag, Stuttgart 2012

科研文献

Verkürzung der Geburt durch einen trainierten Beckenboden: Salvesen KA, Mørkved S. Randomised controlled trial of pelvic floor training during pregnancy, BMJ 2004; 329: 378–380 (14. August), published 14 July 2004

Weniger Inkontinenz in der Schwangerschaft und nach der Geburt durch Beckenbodentraining in der Schwangerschaft: Mørkved S, Bø K, Schei B, Salvesen KA: Pelvic floor muscle training during pregnancy to prevent urinary incontinence: a single-blind randomized controlled trial. Obstet Gynecol. 2003 Feb; 101: 313–319

Beckenbodentraining in der Schwangerschaft vermindert Kreuzschmerzen: Does group training during pregnancy prevent lumbopelvic pain? A randomized clinical trial. Mørkved S, Salvesen KA, Schei B, Lydersen S, Bø K, Clinical Service and National Center for Fetal Medicine, Trondheim University Hospital, Norway; Acta obstetricia et gynecologica Scandinavica, 2007; Band 86, Heft 3

Nonnenstudie: Prevalence of urinary incontinence and associated risk factors in a cohourt on nuns, Buchsbaum GM, Chin M, Clantz C, Guzick D. Obstet Gynecol. 2002 Aug; 100: 226–229

Epincont-Studie: 25 Prozent der Frauen sind von Harninkontinenz betroffen. Epidemiology of incontinence in the county of nord-trondelag, J Clin Epidemiol 2000 Nov; 53: 1150–1157 über 28.000 Frauen wurden hier befragt.

Jede 5. Frau in Deutschland über 25 ist von Harninkontinenz betroffen, egal ob sie geboren hat, nur die Hälfte davon hat mit einem Arzt darüber gesprochen: Versorgungsstudie: Harninkontinenz bei Frauen aus dem Jahr 2004 der WHC

Beckenbodentraining effektvoll in der Schwangerschaft und danach: Pelvic floor muscle training for prevention and treatment of urinary and faecal incontinence in antenatal and postnatal women. Hay-Smith J,

麻麻康
Dearcare

爱宝宝，更要爱自己！

小巧便携 提手设计
SMALL AND PORTABLE HANDLE DESIGN

生物反馈治疗仪
MMK640i

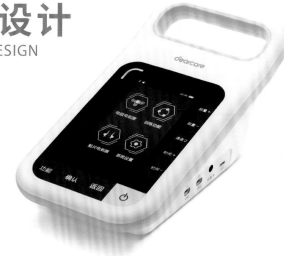

◉ APP模式/单机模式　双模式操作 ◉

肌电信号采集与分析　　肌电触发电刺激　　生物反馈训练

MMK640i 产品配件

  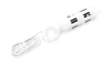 

自粘电极片
72mmX77mm

自粘电极片
50mmX50mm

盆底肌肉治疗电极
K20S

阴道探头

(外观设计专利) 专利号:ZL 2020 3 0099111.9　　粤械广审(文)第 261230-09602 号

产品名称:生物反馈治疗仪(MMK640i)　　注册证编号:粤械注准20222090501

生产许可证编号:粤食药监械生产许 20173001号

生产企业:深圳德佳智联科技有限公司

禁忌内容或者注意事项详见说明书

请仔细阅读产品说明书或者在医务人员的指导下购买和使用

适用范围：对表面肌电信号进行采集、分析，通过电刺激、肌电触发电刺激和生物反馈训练进行肌肉功能障碍的辅助治疗。